鲍宗豪 主编

2019 Research Report on Public Health in China

健康中国研究报告（2019）

中国出版集团 東方出版中心

编委会

吴　鹏（华东政法大学）

宋　婕（上海华夏社会发展研究院）

张炜炜（上海立信会计金融学院）

张建栋（华东政法大学）

张爽爽（上海华夏社会发展研究院）

胡荣荣（上海立信会计金融学院）

谢礼圣（上海立信会计金融学院）

葛玉兰（上海华夏社会发展研究院）

鲍　琳（上海华夏社会发展研究院）

目 录

导 言

第一章 健康中国综合指数

第二章 健康中国设施指数

第三章　健康中国服务指数

第四章　健康中国保障指数

第五章　健康中国环境指数

第六章　健康中国水平指数

导 言

健康是促进人的全面发展的必然要求，是经济社会发展的基础条件，是民族昌盛和国家富强的重要标志，也是全国各族人民的共同愿望。党的十八大以来，我国高度重视发展健康事业，切实尊重和保障人民的健康权益，形成了符合我国国情的健康治理模式，人民群众的健康水平显著提升，位居发展中国家前列。党的十九大报告将健康中国上升为国家战略，为我国健康事业的进一步发展指明了方向。

一 健康与健康中国

健康是人类的永恒追求，是人民群众最为关心的民生福祉。推进健康中国建设是全面提升国民健康素质、实现人民健康与经济社会协调发展的国家战略，同时也是我国积极参与全球健康治理、履行联合国《2030 年可持续发展议程》承诺的重要举措。

（一）健康含义的演变

健康是人类生存和发展的第一要素，自人类诞生的蒙昧时代，健康问题便备受关注。随着人类社会不断向前发展，人们对健康的理解和认识也随之发生了变化。在人类社会发展的早期，人们往往将健康与疾病的防治连在一起。1830年，欧洲爆发霍乱。1851年，在法国政府的倡导下，第一届国际卫生大会在巴黎召开，试图在疾病控制和经济发展中寻找平衡。在与疾病的斗争过程中，人们对健康的内涵有了更深入的了解。

根据世界卫生组织（WHO）的定义，健康乃是一种在身体上、精神上的完满状态以及良好的适应力，而不仅仅是没有疾病和衰弱的状态。1978年，世界卫生组织（WHO）在《阿拉木图宣言》中重申，健康不仅是疾病与体虚的匿迹，而是身心健康社会幸福的总体状态，是基本人权，达到尽可能高的健康水平是世界范围的一项最重要的社会性目标，这一目标的实现，需要卫生部门及其他多种社会及经济部门共同行动。

1992年，世界卫生组织发布《维多利亚宣言》，明确提出健康的四大基石：合理膳食、适量运动、戒烟限酒、心理平衡。事实上，我国医学典籍《黄帝内经》早已指出，健康的要义在于“法于阴阳，和于术数，食饮有节，起居有常，不妄作劳……志闲而少欲，心安而不惧，形劳而不倦，气从以顺，各从其欲，皆得所愿”。

（二）健康中国的提出

2007年9月，时任卫生部部长陈竺在中国科协年会开幕式上提出了“健康护小康，小康看健康”战略。同年10月，胡锦涛在党的十七大报告中首次提出：“健康是人全面发展的基础，关系千家万户的幸福。”2012年11月，胡锦涛在党的十八大报告中强调：“健康是促进人的全面发展的必然要求。”2014年12月，习近平总书记在江苏调研时首次提出“没有全民健康，就没有全民小康”的重要论断。2015年3月，在第十二届全国人大第三次会议上，李克强总理在政府工作报告中强调："健康是群众的基本需求，我们要不断提高医疗卫生水平，打造健康中国。"2015 年 9 月，国家卫生和计划生育委员会全面启动《健康中国建设规划（2016—2020）》编制工作。

2016 年 7 月，习近平总书记会见世界卫生组织总干事陈冯富珍时，提出要实施"健康中国战略"，为实现"两个一百年"奋斗目标打下坚实的健康基础。2016 年 8 月，全国卫生与健康大会在北京召开。会上，习近平总书记提出"要把人民健康放在优先发展的战略地位"，明确了"以基层为重点，以改革创新为动力，预防为主，中西医并重，将健康融入所有政策，人民共建共享"的 38 字工作方针。2016 年 10 月，《"健康中国 2030"规划纲要》出台，这是世界上第一个由国家元首提出并亲自推动的健康战略。2017 年，"实施健康中国战略"被写进党的十九大报告。2019 年 7 月，《健康中国行动（2019—2030 年）》等相关文件出台。

（三）健康中国指数的体系结构与计算方法

健康中国指数以《"健康中国 2030"规划纲要》为指南，承载着我国决策层对人民健康福祉的深切关注，广泛涵盖了保护和促进国民健康的诸要素，构建了一个健康促进和发展的系统性结构。

1. 健康中国指数的体系结构

为了紧扣健康中国战略的要求，从不同维度揭示《"健康中国 2030"规划纲要》的实施状况，健康中国指数评价体系设置了"健康设施"、"健康服务"、"健康保障"、"健康环境"以及"健康水平"五个维度，涵盖了健康基础设施、医疗卫生体系建构、居民健康指标、生活环境等诸多方面的内容（见下表），以保证对健康中国建设进行全方位的考察和评估。

健康中国维度	指　　　标
健康设施	每万人口医疗卫生机构数(个/万人)
	每万人口医疗卫生机构床位数(张/万人)
	每万人口基层医疗卫生机构人员数(人/万人)
	人均基层医疗卫生机构诊疗人次(人次/人)
	每万人口中医类医疗卫生机构数(个/万人)
	每万人口中医类医疗卫生机构床位数(张/万人)
	每千老年人口养老床位数(张/千人)
健康服务	医疗开支占GDP比重(%)
	医疗卫生支出占财政支出的比重(%)
	人均卫生费用(元/人)
	政府卫生支出占卫生总费用的比重(%)
	每万人口全科医生数(人/万人)
	每万人口医疗卫生机构健康检查人数(人/万人)
	公立和民营医院病床使用率(%)
	每万人口家庭卫生服务人次数(人次/万人)
	每万人口公众健康教育活动数(次/万人)
健康保障	失业保险参保人数年增加率(%)
	参加工伤保险人数年增长率(%)
	基本医疗保险参保人数年增长率(%)
	城镇职工基本养老保险参保人数年增长率(%)
	城镇登记失业率(%)
	城市最低生活保障标准年增长率(%)
健康环境	建成区绿化覆盖率(%)
	城市污水日处理能力(万立方米)

（续表）

健康中国维度	指　　标
健康环境	生活垃圾无害化处理率（%）
	农村无害化卫生厕所普及率（%）
	人均废气中污染物排放量（吨/人）
健康水平	预期寿命（岁）
	孕产妇死亡率（1/10万）
	死亡率（‰）

2. 健康中国指数的五个维度

健康中国是由决策层直接推动的国家战略，其建设蓝图具有内在的逻辑关联和自洽性，其实现路径也必然需要具备应对新形势、新趋向的自我诠释和调整能力。因此，健康中国指数评价体系设置兼顾了影响健康的诸要素，并且根据健康中国的发展趋势作动态的追踪和调整，以期为健康中国战略的推进提供参考。

——健康设施

健康设施是健康中国战略实施的物质载体，从评价性质来看，其指标性质在健康中国指数体系中属于输入性指标。以医疗卫生机构数等指标为例，其表征的是医疗服务的覆盖率，上海、北京等地医疗卫生机构数的绝对值和覆盖密度高，因此，预期寿命、孕产妇死亡率等均表现优秀。可见，健康设施与人们的健康水平之间有着正向的因果关系。作为依赖政策调节、行政调节乃至市场调节的自变量，健康设施维度是健康中国指标群实现的前置条件，当然，健康设施与健康水平之间的因果联系只是一种概率意义上的可能性，还需与其他维度相互配合，才能对人们健康水平的提升起到真正的促进作用。

——健康服务

健康服务维度中设置了医疗卫生投入情况、活动开展和实施效能等方面的指标。一方面，体现了健康设施的运行环境，反映出健康设施资源条件的效能水平，在一定程度上是对健康设施资源利用率的评估；另一方面，健康服务在一定程度上展现出对健康设施维度的补充评价指向，与健康设施维度之间存在互相促进、互相补充的关系。与健康设施维度相类似，健康服务维度也是输入性指标，但与健康设施类似，健康服务与健康水平之间的因果联系也需要与其他维度相互作用、彼此配合，才能得以实现。

——健康保障

健康保障维度中既有基本医疗保险参保人数年均增长率等与医疗保障相关的指标，也有城镇登记失业率、城市最低生活保障标准增长率等与医疗保障并不直接相关的指标，体现出健康保障维度的较大解释宽度。健康应包括身体健康、心理健康、社会适应良好和道德健康。健康保障维度有较广的覆盖面，是健康概念不断扩大、卫生内涵逐步丰富、医学内容日趋复杂、向社会保障等经济社会领域不断延伸的必然结果。

——健康环境

健康环境维度设置了人均废气中污染物排放量、生活垃圾无害化处理率、建成区绿化覆盖率等指标。健康环境维度的设置体现了健康管理模式的变化，即从单纯局限于以医疗卫生平面模式的小健康观扩展开来，审视环境与人类健康的关系，向环境—社会—医疗卫生模式的大健康观转变，包括健康观念、治病观念的前移，即从以人为中心的下游健康观前移到以生态为出发点的上游健康观。

——健康水平

健康水平维度中包括“预期寿命”、“孕产妇死亡率”等直接反映居民健康水平的关键性指标，具有表征性、目标性和输出性的特点，是健康设施、健康服务、健康保障、健康环境等维度综合作用结果的试金石。

健康中国指数评价体系是一个复合型的结构，健康设施、健康服务、健康保障、健康环境、健康水平五个维度彼此交织、互相补充，共同影响着人民群众的身体健康状况。因此，并不鼓励专注于某个维度或某项指标的单向度的量化追赶，而是旨在维护各个维度和指标之间内在结构关系的相互制约、相互平衡和相互促进。唯有从合理配置、均衡发展入手，系统性的优化健康体系结构、找准健康中国建设契机，才能持续有效提升健康中国的整体水平。如果单纯追求某个维度或某些指标的量化水平，而不顾内在结构的平衡与协调，则可能造成维度与指标间的此消彼长，从而制约健康中国指数体系整体水平的持续提升，阻滞健康中国战略的顺利推进。

二 健康中国指数的计算原理和计算方法

根据健康中国指数体系所设置的 30 个评价指标，运用主成分分析模型，计算出 31 个省区市的健康中国指数得分及其排名。

（一）为什么要选择主成分分析方法?

在工业、农业、生物、医学、气象、地质、经济等诸多领域中，常常会遇到需要对多个指标同时观测、研究、处理的问题。例如，在经济建设中，要衡量一个国家或地区的经济发展水平，需要同时观测多个指标：总产值、利润、效益、劳动生产率、万元生产值耗能、固定资产、流动资金周转率、物价、信贷、税收等。怎样根据这些数据，来衡量经济发展水平的高低，是一个多变量的复杂问题。

又如，对一个人做一次健康体检，最后得到一份体检报告，其中有人体的十几项甚至几十项生理指标：血压、心率、血糖、血脂、胆固醇、血小板、甲胎蛋白。怎样根据这些数据判断一个人是否健康、是否有病，也是一个多变量的复杂问题。

在数学上，把这些需要分析研究的指标称为变量（Variable）。如何对多个变量的观测数据进行有效的分析和研究？当然，可以对各个变量一个个分别进行研究，但是，变量之间往往有相关性，分开处理不仅会丢失很多信息，也不容易取得很好的研究成果。更好的办法是同时对多个变量的观测数据进行分析，研究变量之间的相互关系，揭示这些变量内在的变化规律。

多元统计分析（Multivariate Statistical Analysis）就是对多个变量之间的相互依赖关系以及内在统计规律进行研究的一门统计学科。主成分分析（Principal Component Analysis）是多元统计分析中一种主要的、常用的统计方法。

（二）何谓主成分分析?

主成分分析的基本思想是：适当地将原来的多个变量，组合成一些综合指标，用较少的综合指标来近似代替原来的多个变量。这种由原来多个变量组合而成的综合指标，就称为主成分（Principal Component）。

主成分选取的原则是：1. 主成分是原变量的线性组合，就是说，主成分是原来各个变量乘以一些系数以后加起来得到的一个综合指数。2. 各个主成分之间互不相关。3. 如果原来有 m 个变量，则最多可以取到 m 个主成分。如果选取的主成分等于 m 个，这 m 个主成分的变化，可以完全反映原来全部 m 个变量的变化；如果选取的主成分少于 m 个，那么，这些较少的主成分的变化，应该尽可能多地反映原来全部 m 个变量的变化。

（三）主成分“贡献率”“载荷”和“得分”

一个主成分所反映的变化，在全部原变量变化中所占的百分比，称为贡献率（Percentage of Contribution）。通常主成分按照贡献率的大小从大到小排列，即第 1 主成分贡献率最大，第 2 主成分贡献率次之，第 3 主成分贡献率又次之。用原变量表示主成分时的系数，也就是将原变量综合成主成分时，每个原变量所乘以的系数，称为主成分载荷（Principal Component Loading）。根据每一次观测到的数据，可以求出与这次观测相对应的主成分值，称为主成分得分（Principal Component Score）。

（四）用主成分分析计算“健康中国指数”的具体步骤和方法

1. 将总量数据化为人均数据

在进行计算时，遇到的第一个问题是：课题组收集到的一些原始数据，是 31 个省区市的总量数据，如“医疗卫生机构数（个）”“基层医疗卫生机构人员数（人）”等。31 个省区市人口数相差很大，人口多的省区市的总量数据往往比较大，人口少的省区市的总量数据往往比较小。如果直接用这样的总量数据来计算排序，显然有失公允。

所以，计算的第一步，就是要将总量数据换算成人均数据。具体来说，就是将原来的作为总量的数据，除以各省区市的人口数，得到人均数据。对于原本即为人均数据的，如“人均卫生费用（元 / 人）”等指标，则直接予以采纳。

2. 对各种变量数据的“中心化标准化”处理

在实际进行主成分分析计算时，由于各个变量的实际意义不同，各个变量的量纲单位不一样，各个变量数据的数量级可能相差很大，所以，在进行主成分分析计算之前，先对各变量的观测数据进行了“中心化标准化”处理。

所谓“中心化标准化”处理，就是要求每个变量的每个数据，都减去这个变量的样本均值，再除以这个变量的样本标准差。在这样的中心化标准化处理以后，各个变量都变成了无量纲单位的变量，样本均值都等于 0，样本标准差都等于 1，就不会发生数量级相差悬殊的情况了。

3. 计算“健康中国指数得分”和“健康中国指数百分制得分”及其排名

用与 31 个省区市对应的原变量的数据，乘以这些原变量在“健康中国指数”中的系数，再加起来，就得到了与 31 个省区市对应的“健康中国指数得分”。

为了让人更容易看出 31 个省区市“健康中国指数得分”的大小，课题组还算出了 31 个省区市的“健康中国指数百分制得分”，具体的计算方法如下：

第一步：求每一个变量（即评价指标）在 31 个省区市观测数据中的最大值，然后乘以这些变量在“健康中国指数”中的系数，再相加，并作适当调整，就得到了健康中国指数的“理想最大值”。

第二步：用 31 个省区市的健康中国指数得分，除以健康中国指数的“理想最大值”，开平方以后，再乘以 100，就得到了 31 个省区市“健康中国指数百分制得分”值。算出 31 个省区市的健康中国指数得分和百分制得分后，再按照从大到小的次序，对 31 个省区市进行排名。此外，本书还计算出了指数得分和百分制得分的“全国平均值”[1]，计算方法是将 31 个省区市的得分加起来，再除以 31。

三 新时代健康中国的新趋势

十八大以来，健康中国已经成为备受关注的焦点话题，健康中国战略的路径和蓝图也益发明晰。伴随着新时代的步伐，健康中国越来越从以疾病为中心转向以预防为中心，越来越重视人们健康素养的提升，越来越重视中医药的作用。

---

[1] 本书中“全国平均值”指的是31个省区市数据的平均值，不含港、澳、台数据。全书同。

（一）从治疗医学转向预防医学

人们对健康的认知是随着历史发展不断变迁的。以美国为例，1875—1925年是环境时代，特征是天花免疫接种、外科消毒、公共卫生服务；1925—1950年是医药时代，特征是磺胺、青霉素、抗结核药物的广泛使用；1950—1980年是生活方式时代，特征是心脏外科手术、心脏移植、冠状动脉搭桥；到了2009年，美国总统奥巴马提出："正是医疗领域过高的成本，构成了对我们经济巨大的威胁。这是摆在我们家庭和企业面前的越来越高的障碍，是摆在联邦政府面前的一颗棘手的定时炸弹，更是美国的生命不可承受之重。"美国二战后经济高速发展，但心脑血管病、糖尿病等富贵病也随之而来，这种困扰至今仍在。

2010年，世界卫生组织向全球发出倡议，号召人们通过五种途径提升健康水平：锻炼、生活方式、健康促进、慢性病预防与开展以及国家卫生规划。早在1950年，毛泽东就提出了"预防为主"的健康工作方针。近年来，人们对疾病的认识也由被动治疗转向主动预防上来。事实上，这种预防式的健康治理模式在我国有着悠久的历史，与我国中医"治未病"的传统一脉相承。古语云："上医治未病，中医治欲病，下医治已病。"《素问·四气调神大论》提出："是故圣人不治已病治未病，不治已乱治未乱，此之谓也。夫病已成而后药之，乱已成而后治之，譬犹渴而穿井，斗而铸锥，不亦晚乎。"朱震亨在《格致余论》中说："与其求疗于有病之后，不若摄养于无疾毫先；盖疾成而后药者，徒劳而已。是故已病而不治，所以为医家之怯；未病而先治，所以明摄生之理。如是则思：患而预防之者，何患之有哉？此圣人不治已病治未病之意也。"

目前，我国很多医院已经开设了"治未病"科室或中心，这是现代医学和传统中医智慧的结晶。与"以医疗为中心"相比，这种未雨绸缪的"治未病"健康治理模式显然更富价值、更具有可持续性，拥有更广阔的愿景，同时也更加能够提升人们的健康水准。

（二）树立大健康观，提升国民健康素养

大健康观与“治未病”的预防医学密不可分，是身体健康、身心健全、社会适应、环境和谐的四维健康观。大健康观是根据时代发展、社会需求与疾病谱的改变，提出的一种全局的健康理念。它围绕着人的衣食住行以及人的生老病死，关注各类影响健康的危险因素和误区，提倡自我健康管理，是在对生命全过程全面呵护的理念指导下提出来的。它追求的不仅是个体身体健康，还包含精神、心理、生理、社会、环境、道德等方面的完全健康。

大健康观意味着一种更加主动的健康理念，意味着要以“健康素养”促进“主动健康”。所谓健康素养，就是指一个人有能力获取和理解基本的健康信息和服务，并做出正确的判断和决定，以主动维持并促进自己的健康。健康素养内容丰富，包括基本知识和理念素养、基本技能素养、基本医疗素养、慢性病防治素养、传染病防治素养等。

根据国家卫生健康委发布的《中国居民健康素养监测报告（2018 年）》，我国城乡居民健康素养水平稳步提升，由 2012 年的 8.8% 上升到 2018 年的 17.06%。健康素养监测在 31 个省（区、市）的 336 个监测点开展，监测对象为 15—69 岁常住人口，2018 年共得到有效调查问卷 70 615 份。监测内容以《中国公民健康素养——基本知识与技能》为依据，包括基本健康知识和理念、健康生活方式与行为、基本技能 3 个方面。监测方法采用入户问卷调查的方式，并采用分层、多阶段、简单随机、按规模大小成比例的抽样概率相结合的方法进行了抽样。

2018 年中国居民健康素养水平比 2017 年增长了 2.88 个百分点，是自 2012 年开展监测以来增长幅度最大的一年。从城乡分布来看，城市居民健康素养水

平为 22.44%，农村居民为 13.72%，但农村的提升速度高于城市。从地区分布来看，东部地区为 22.07%，中部地区为 13.51%，西部地区为 13.23%。监测发现，农村居民、中西部地区居民、老年人群等的健康素养水平仍相对较低。[1]

《国务院关于实施健康中国行动的意见》提出，我国将实施健康知识普及行动，目标是到 2022 年和 2030 年，全国居民健康素养水平分别不低于 22% 和 30%。健康素养是国民素质的重要标志。提升健康素养，是提高全民健康水平最有效的措施之一。人民的健康素养水平越高，健康中国越能落在实处。

（三）发挥中医药优势，助力健康中国建设

中医药，是包括汉族和少数民族医药在内的我国各民族医药的统称，反映了中华民族对生命、健康和疾病的认识，历史悠久，源远流长，是世界传统医学中的一朵奇葩，以其独特的理论体系和卓越的疗效，与西医共同承担着人类医疗保健及防病治病的任务。习近平总书记指出："中医药学是中国古代科学的瑰宝，也是打开中华文明宝库的钥匙。"十九大报告明确提出要"坚持中西医并重，传承发展中医药事业"。

2017 年 1 月 18 日，习近平总书记与世界卫生组织总干事陈冯富珍，共同见证中国政府和世卫组织签署"一带一路"卫生领域合作谅解备忘录，并出席中国向世卫组织赠送针灸铜人雕塑的仪式。这个浑身布满穴位的铜人雕塑，顿时吸引了世界的目光。习近平主席在赠送针灸铜人雕塑仪式上的致辞中指出，我们要继承好、发展好、利用好传统医学，用开放包容的心态促进传统医学和现代医学更好地融合。中国期待世界卫生组织为推动传统医学振兴发展发挥更大作用，为促进人类健康、改善全球卫生治理作出更大贡献，实现人人享有健康

[1] 张丰.我国居民健康素养升至17%［N/OL］.健康报，2019-08-29.http://health.china.com.cn/2019-08/29/content_40877950.htm.

的美好愿景。

近年来，在我国的大力推广下，中医学的国际认同度持续提升。中医学已传播到全球183个国家和地区，成为中国与东盟、欧洲、非洲等地区和卫生组织合作的重要内容。“中医针灸”被列入联合国教科文组织人类非物质文化遗产代表作名录，《黄帝内经》《本草纲目》入选世界记忆名录。据世界卫生组织统计，已有103个成员国认可使用针灸，其中29个设立了传统医学的法律法规，18个将针灸纳入医疗保险体系。

2017年7月，《中华人民共和国中医药法》正式实施，这是我国首部全面、系统地体现中医药特色的综合性法律，在中医药发展史上具有重要的里程碑意义。为继承和弘扬中医药，扶持和促进中医药事业发展确立了法律依据。

第一章

健康中国综合指数

健康，是人民幸福的基石，是人类福祉的永恒追求，也是全面建成小康社会的重要内涵。在我国，党和政府历来高度重视人民健康。新中国成立以来特别是改革开放以来，我国健康事业发展取得显著成就。2015 年 10 月，十八届五中全会首次提出推进健康中国建设。2016 年 10 月，中共中央、国务院印发了《“健康中国 2030”规划纲要》。随后，实施健康中国战略被写入十九大报告中。2019 年 7 月，《健康中国行动（2019—2030 年）》出台。“健康中国综合指数”旨在以统计数据为基础，从宏观上跟踪和评估健康中国战略的实施情况。

一 健康中国综合指数分析

（一）健康中国综合指数的 5 个评价维度

健康中国指数共设置了 5 个评价维度、30 个评价指标。5 个评价维度及其评价指标分别是：

1. 健康设施。包括“每万人口医疗卫生机构数”、“每万人口医疗卫生机构床位数”、“每万人口基层医疗卫生机构人员数”、“人均基层医疗卫生机构诊疗人次”、“每万人口中医类医疗卫生机构数”、“每万人口中医类医疗卫生机构床位数”、“每千老年人口养老床位数”7 个指标。

2. 健康服务。包括“医疗开支占 GDP 比重”、“医疗卫生支出占财政支出的比重”、“人均卫生费用”、“政府卫生支出占卫生总费用的比重”、“每万人口全科医生数”、“每万人口医疗卫生机构健康检查人数”、“公立和民营医院病床使用率”、“每万人口家庭卫生服务人次数”、“每万人口公众健康教育活动数”9 个指标。

3. 健康保障。包括“失业保险参保人数年增加率”、“参加工伤保险人数年增长率”、“基本医疗保险参保人数年增长率”、“城镇职工基本养老保险参保人数年增长率”、“城镇登记失业率”、“城市最低生活保障标准年增长率”6 个指标。

4. 健康环境。包括“建成区绿化覆盖率”、“城市污水日处理能力”、“生活垃圾无害化处理率”、“农村无害化卫生厕所普及率”、“人均废气中污染物排放量”5 个指标。

5. 健康水平。包括“预期寿命”、“孕产妇死亡率”、“死亡率”3 个指标。

通过对 5 个评价维度 30 个评价指标的综合评价、主成分分析建模计算，最终得出健康中国综合指数得分。

（二）健康中国综合指数得分及各维度得分

健康中国综合指数得分为 71.38 分。其中，“健康设施”得分 70.10 分；“健康服务”得分 65.67 分；“健康保障”得分 77.53 分；“健康环境”得分 75.00 分；“健康水平”得分 72.81 分（见图 1–1、表 1–1）。

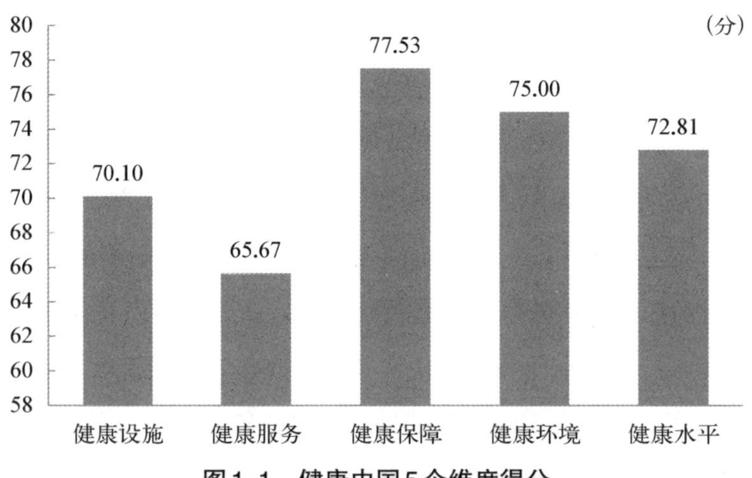

图1-1 健康中国5个维度得分

表1-1 健康中国5个维度得分

健康中国维度	得 分
健康设施	70.10
健康服务	65.67
健康保障	77.53
健康环境	75.00
健康水平	72.81

根据统计数据，健康中国综合指数得分为 71.38 分。在健康中国指数的 5 个维度中，“健康保障”维度得分最高，为 77.53 分，说明我国在健康事业发展方面的投入力度非常大。但是，我国健康服务维度得分偏低，为 65.67 分，说明我国在这一方面存在明显的缺口和不足，需要进一步优化完善。需要指出的是，无论是健康中国综合指数，还是健康设施、服务、保障、环境和水平，得分均在 80 分以下。说明我国亟需探索多样化的医疗服务供给体系，动员社会力量共同参与健康事业，从而更大程度满足人民日益增长的健康需求。

我国始终高度重视健康事业，加快转变健康领域的发展方式，切实尊重和保障公民的健康权，积极推进医疗改革，形成了符合国情的健康权保障模式。1985 年，国务院批转了卫生部起草的《关于卫生工作改革若干政策问题的报告》，提出："必须进行改革，放宽政策，简政放权，多方集资，开阔发展卫生事业的路子，把卫生工作搞好。"由此，我国全面医改正式启动。借助医改政策的东风，当时的医疗机构数量、先进医疗设备保有量等指标大幅增长。

1992 年 9 月，国务院下发《关于深化卫生改革的几点意见》，要求改革卫生管理体制，拓宽卫生筹资渠道，完善补偿机制；转换运行机制，推进劳动人事及工资制度改革；进一步扩大医疗卫生单位的自主权，使单位真正拥有劳动人事安排权、业务建设决策权、经营开发管理权和工资奖金分配权。1998 年，国务院颁布《关于建立城镇职工基本医疗保险制度的决定》，要求在全国建立覆盖全体城镇职工、社会统筹和个人账户相结合的基本医疗保险制度。2002 年 10 月，《中共中央、国务院关于进一步加强农村卫生工作的决定》明确指出：要"逐步建立以大病统筹为主的新型农村合作医疗制度"。

2009 年 4 月，我国启动新一轮医改，旨在探索一条政府与市场相结合的中间道路。4 月 6 日，《关于深化医药卫生体制改革的意见》正式公布，一场惠及全民的新医改拉开序幕。同年 8 月，《关于建立国家基本药物制度的实施意见》、《国家基本药物目录管理办法（暂行）》、《国家基本药物目录（基层部分）》出台，意味着国家基本药物制度建立工作正式启动。接连启动的改革举措，落实了医疗卫生事业的公益性质，把基本医疗卫生制度作为公共产品向全民提供，实现人人享有基本医疗卫生服务。

从 2010 年起，17 个国家级试点城市和 37 个省级试点地区开始进行公立医院改革试点，在完善服务体系、创新体制机制、加强内部管理等方面进行了积极探索。2013 年，全国有 311 个县（市）启动了县级公立医院综合改革试点，以破除“以药补医”机制为关键环节，统筹推进管理体制、补偿机制、人事分配机制等方面改革。各地通过积极推行临床路径管理、同级医疗机构检验结果互认、预约诊疗和分时段就诊等措施，控制医疗费用，方便群众就医，提高服务质量。[1]

党的十八大以来，我国健康事业步入跨越式发展的快车道，健康中国上升为国家战略。保障人民群众身体健康成为党和政府施政的优先选项之一。目前，我国建成了与国力相称的世界最大规模的社会保障体系，基本养老保险覆盖超过 9 亿人，医疗保险覆盖超过 13 亿人，人民群众看病的负担日益减轻。

二　31 个省区市健康中国指数分析

《“健康中国 2030”规划纲要》提出了健康中国建设的宏伟蓝图和行动纲领，要想实现规划纲要的目标，首先要对当前我国健康事业发展现状作出全面、系统的测算和评估，通过翔实的数据分析，发现现实与目标之间的差距，从而为各地制定针对性的政策措施提供有益参考。

（一）31 个省区市健康中国指数得分排序

31 个省区市健康中国指数百分制得分排在前五位的是：上海（83.91 分）、浙江（82.35 分）、江苏（81.33 分）、北京（81.09 分）、广东（80.17 分）；排在后五位的是：宁夏（67.57 分）、贵州（64.69 分）、甘肃（63.34 分）、青海（55.22 分）、西藏（18.25 分）。排在第一位的上海比最后一位的西藏高 65.66 分（见图 1–2、表 1–2）。

[1] 杨迪，董童.中国医疗卫生事业发展40年健康中国铺就“人民幸福路”[N/OL].人民网–人民健康网，2018–12–30.http://health.people.com.cn/n1/2018/1230/c14739–30496690.html.

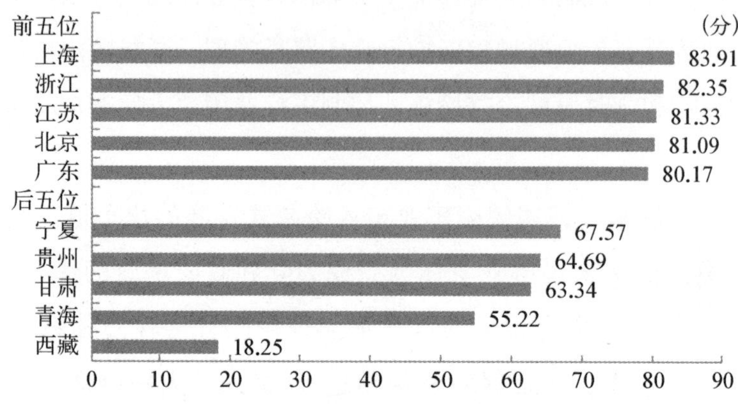

图1-2　31个省区市健康中国指数前后五位得分排序

表1-2　31个省区市健康中国指数得分及排序

排名	省区市	健康中国指数得分	健康中国指数百分制得分
1	上海	16.387 470 05	83.91
2	浙江	15.780 364 53	82.35
3	江苏	15.393 715 19	81.33
4	北京	15.303 107 13	81.09
5	广东	14.959 060 27	80.17
6	天津	14.282 251 41	78.34
7	山东	13.970 801 49	77.48
8	辽宁	13.426 190 22	75.96
9	湖北	13.323 702 62	75.66
10	福建	13.298 612 75	75.59
11	安徽	13.212 735 20	75.35
12	河南	12.963 290 52	74.63

（续表）

排名	省区市	健康中国指数得分	健康中国指数百分制得分
13	河北	12.846 906 40	74.30
14	江西	12.607 468 76	73.60
15	海南	12.597 979 52	73.58
16	湖南	12.393 937 83	72.98
17	广西	12.354 441 99	72.86
18	黑龙江	12.294 019 53	72.68
19	四川	12.152 654 30	72.26
20	重庆	12.137 435 53	72.22
21	陕西	11.782 557 49	71.15
22	吉林	11.710 349 93	70.94
23	山西	11.261 334 21	69.56
24	云南	11.257 525 41	69.55
25	新疆	10.981 830 72	68.69
26	内蒙古	10.628 012 27	67.58
27	宁夏	10.625 185 49	67.57
28	贵州	9.739 338 411	64.69
29	甘肃	9.336 756 026	63.34
30	青海	7.095 297 589	55.22
31	西藏	0.774 996 342	18.25
全国平均值		12.157 397 71	71.38
百分标准值		23.272 302 01	100

（二）31 个省区市健康中国指数比较分析

根据统计数据，在健康中国指数的榜单中，上海以“83.91 分”位居榜首，浙江（82.35 分）、江苏（81.33 分）、北京（81.09 分）、广东（80.17 分）紧随其后，均超过了 80 分，组成了健康中国指数的“第一梯队”。从区域分布来看，在健康中国指数的前十名中，东部地区占据 8 席，中部地区占据 1 席，东北地区占据 1 席。在健康中国指数的后十名中，西部地区占据 8 席，中部地区占据 1 席，东北地区占据 1 席。从数据可以看出，健康中国指数的区域差异非常显著，东部地区的综合表现明显优于其他区域，西部地区的综合表现则明显弱于其他区域。

根据健康中国指数得分情况，可以看出，健康中国建设水平与各地区经济发展水平呈现出一种密切的正相关关系。在该项指标中，上海、浙江、江苏、北京和广东包揽了前五名，均为东部经济发达地区，西藏、青海、甘肃、贵州与宁夏等经济欠发达地区则排在榜尾。同时，健康中国建设水平与各地区医疗资源利用效率密切相关。医疗资源是人民健康的基础和保障。近年来，我国不断增加对医疗卫生所需的资金、设备和技术的投入，但是医疗资源的投入固然重要，其使用效率亦应引起足够的重视。

上海在健康中国综合指数排名中位列第一，其“每万人口医疗卫生机构数（个 / 万人）”在全国排名却是末位，“每万人口医疗卫生机构床位数（张 / 万人）”排在全国第 19 位，“每万人口基层医疗卫生机构人员数（人 / 万人）”排在全国第 25 位，但其“公立和民营医院病床使用率（%）”则排在全国第 1 位，高达 95.4%，“人均基层医疗卫生机构诊疗人次（人次 / 人）”排在全国第 2 位，资源利用率非常高。在衡量健康水平的核心指标如“预期寿命（岁）”方面，上海连续多年蝉联全国第一，这反映出上海健康资源的使用效率是首屈一指的。

三　东部地区健康中国指数分析

（一）东部地区健康中国指数得分排序

表 1-3　东部地区健康中国指数得分及排序

排名	省区市	健康中国指数得分	健康中国指数百分制得分
1	上海	16.387 470 05	83.91
2	浙江	15.780 364 53	82.35
3	江苏	15.393 715 19	81.33
4	北京	15.303 107 13	81.09
5	广东	14.959 060 27	80.17
6	天津	14.282 251 41	78.34
7	山东	13.970 801 49	77.48
8	福建	13.298 612 75	75.59
9	河北	12.846 906 40	74.30
10	海南	12.597 979 52	73.58
全国平均值		12.157 397 71	71.38
百分标准值		23.272 302 01	100

（二）东部地区健康中国指数比较分析

东部地区是我国经济发展版图中的第一梯队，包括北京、上海、天津、江苏、浙江、广东、福建、山东、河北、海南 10 个省市。根据统计数据，健康中国指数得分的全国平均值是 71.38 分，东部 10 个省市得分均高于全国平均值。上海（83.91 分）位居东部地区健康中国指数榜首，与浙江（82.35 分）、江苏

（81.33 分）一起夺得前三甲。近年来，江浙沪健康事业出现了资源互补共享的态势，在优化医疗资源配置、提高医疗服务能力等方面取得丰硕成果。

浙江在健康中国榜单中排名第二。近年来，浙江不断加大卫生经费投入，医疗卫生资源增长迅猛，城乡社区和公共卫生服务体系逐步完善，以社区卫生服务中心（站）为主体的社区卫生服务网络不断健全，诊所医务室、卫生所等其他基层卫生机构增长明显。2017 年，率先实现国家卫生城市（县域）全覆盖，共创建“全国群众满意的乡镇卫生院”165 家、全国优质服务示范社区卫生服务中心 46 家。农村三级医疗卫生服务网络全面建成。同时，浙江全面推进中医药攀登工程，中医医疗机构和服务能力显著加强。浙江编制了全国首套《中医药与健康》小学教材，率先将中医药知识纳入中小学地方课程。浙江医疗卫生事业的快速发展，为人民群众带来了巨大的健康红利。

需要指出的是，同属东部地区，10 个省市之间的差异还是比较显著的。排名第一的上海（83.91 分）比排名最末的海南（73.58 分）高出 10.33 分。同属直辖市，北京的人均卫生投入遥遥领先，但绩效却是上海更胜一筹；天津健康中国指数未能进入高于 80 分的第一梯队。

四　中部地区健康中国指数分析

（一）中部地区健康中国指数得分排序

表 1–4　中部地区健康中国指数得分及排序

排名	省区市	健康中国指数得分	健康中国指数百分制得分
1	湖北	13.323 702 62	75.66
2	安徽	13.212 735 20	75.35
3	河南	12.963 290 52	74.63

（续表）

排名	省区市	健康中国指数得分	健康中国指数百分制得分
4	江西	12.607 468 76	73.60
5	湖南	12.393 937 83	72.98
6	山西	11.261 334 21	69.56
全国平均值		12.157 397 71	71.38
百分标准值		23.272 302 01	100

（二）中部地区健康中国指数比较分析

中部地区是我国经济发展的第二梯队，包含河南、湖南、湖北、江西、安徽、山西 6 个省份，是东部地区向西部过渡的区域。伴随着“中部崛起”的浪潮，中部六省的健康事业发展迈入了一个新的时代。

根据统计数据，在中部六省中，湖北（75.66 分）、安徽（75.35 分）、河南（74.63 分）、江西（73.60 分）、湖南（72.98 分）健康中国指数得分高于全国平均值，山西（69.56 分）低于全国平均值。湖北健康中国指数位居中部地区之首，在全国榜单中排第 9 名，安徽在中部地区中排第 2 名，在 31 个省区市榜单中排第 11 名。中部地区虽然与东部地区依然存在差距，但在全国范围内，中部地区健康中国指数的综合表现依然具有优势。

近年来，湖北医疗卫生事业发展迅速，城乡医疗卫生服务体系逐步建立，居民医疗保障制度不断完善。截至 2018 年末，全省共有医疗卫生机构 36 492 家，医院床位数 39.5 万张，卫生技术人员 41.08 万人，平均每千人拥有病床 4.76 张、卫生技术人员 6.94 人。同时，湖北省持续加强农村医疗卫生、省市县疾病控制中心、县级医院传染病区和乡镇卫生院发热门诊等医疗卫生基础设施建设，健全重大传染病防治工作长效机制，不断提高对重大疫病的防治能力，公共卫生服务和保障能力得到显著提高。[1]

五 西部地区健康中国指数分析

（一）西部地区健康中国指数得分排序

表1–5 西部地区健康中国指数得分及排序

排名	省区市	健康中国指数得分	健康中国指数百分制得分
1	广西	12.354 441 99	72.86
2	四川	12.152 654 30	72.26
3	重庆	12.137 435 53	72.22
4	陕西	11.782 557 49	71.15
5	云南	11.257 525 41	69.55
6	新疆	10.981 830 72	68.69
7	内蒙古	10.628 012 27	67.58
8	宁夏	10.625 185 49	67.57
9	贵州	9.739 338 411	64.69
10	甘肃	9.336 756 026	63.34
11	青海	7.095 297 589	55.22
12	西藏	0.774 996 342	18.25
全国平均值		12.157 397 71	71.38
百分标准值		23.272 302 01	100

[1] 截至2018年，湖北省共有医疗卫生机构36 492家［N/OL］. 湖北日报，2019–08–19.https://hb.qq.com/a/20190819/006105.htm.

（二）西部地区健康中国指数比较分析

我国西部地区包括陕西省、四川省、云南省、贵州省、广西壮族自治区、甘肃省、青海省、宁夏回族自治区、西藏自治区、新疆维吾尔自治区、内蒙古自治区、重庆市 12 个省、自治区和直辖市。土地面积 681 万平方公里，占全国总面积的 71%；人口约 3.5 亿，占全国总人口的 28%。西部地区疆域辽阔，除四川盆地和关中平原外，绝大部分地区是我国经济欠发达地区。近年来，伴随着西部大开发的战略部署，西部地区迎来了历史性的发展机遇，为西部地区的健康事业发展注入了新的活力。

根据统计数据，在西部 12 个省区市中，广西（72.86 分）、四川（72.26 分）、重庆（72.22 分）3 个地区健康中国指数高于全国平均值 71.38 分，其余 9 个地区均低于全国平均值，得分最低的西藏只有 18.25 分。从区域比较来看，西部地区健康中国指数的综合表现处于显著的弱势。

广西（72.86 分）位居西部地区健康中国指数榜首，在 31 个省区市榜单中排在第 17 名，紧随其后的四川、重庆在全国榜单中分别排在第 19、第 20 名。广西壮族自治区成立 60 年来，尤其是党的十八大以来，广西把人民健康事业放在优先发展的战略地位，加快“健康广西”建设，医疗卫生事业进步显著，广西城乡医疗卫生体系日益健全，实现了城乡居民医疗卫生服务的全覆盖。然而，因为种种原因，广西健康事业的发展，依然存在一些短板和不足。

从需求侧看，随着广西经济社会的持续快速发展，人民群众的健康需求增长迅速。统计数据显示，广西 2018 年总诊疗人次数、门急诊人次数和入院人次数分别比 2008 年增加了 2.2 倍、2.1 倍和 1.9 倍。广大人民群众希望提高医疗服务的可及性以便能方便看上病、提高医疗服务质量水平以便能看好病、提高医疗保障能力以便能降低自付比例、加强疾病预防和健康教育促使不得病和少得病、改善医疗服务态度使看病更舒心服务更体贴，等等。

从供给侧看，广西卫生健康资源总量不足、优质医疗资源缺乏、布局结构不合理的状况尚未根本改变。医疗服务供给主体单一、基层医护人员的服务能力低、医疗设备和基础设施条件差等一直是发展的最大短板。10年来，执业（助理）医师数增长了1.7倍，低于全区总诊疗人次数、门急诊人次数的增长倍数，全科、儿科、精神科、麻醉科等专科医生短缺明显。广西全区33%的三级甲等医院在首府南宁，南宁、柳州、桂林、梧州和北海的三级甲等医院总数、实有床位数、执业（助理）医师总数、注册护士数分别占全区的69%、48%、54%和53%，至2019年上半年，防城港、贺州、来宾和崇左4个设区市还没有三级甲等综合医院。[1]要解决上述问题，必须进一步深化广西医药卫生体制改革，从而让广西的健康事业迈上一个新台阶。

六　东北地区健康中国指数分析

（一）东北地区健康中国指数得分排序

表1-6　东部地区健康中国指数得分及排序

排名	省区市	健康中国指数得分	健康中国指数百分制得分
1	辽宁	13.426 190 22	75.96
2	黑龙江	12.294 019 53	72.68
3	吉林	11.710 349 93	70.94
全国平均值		12.157 397 71	71.38
百分标准值		23.272 302 01	100

[1] 廖品琥.坚持以人民为中心　高质量推进健康广西建设［N/OL］.广西日报，2019-06-07.http://www.sohu.com/a/319158015_100196246.

（二）东北地区健康中国指数比较分析

东北地区包括辽宁、吉林和黑龙江 3 个省份。东北三省物资富饶，是我国重要的木材、矿产基地，蕴藏着丰富的野生动植物资源，森林覆盖率远高于全国平均水平。东北三省被誉为新中国的“工业摇篮”，东北重工业基地奠定了我国工业化的基础。改革开放以后，东北三省的经济发展速度逐渐落后于东部沿海地区，2003 年 10 月，中共中央、国务院发布《关于实施东北地区等老工业基地振兴战略的若干意见》，此后，东北三省经济增速加快，逐步缩小了与全国的发展差距，东北的健康事业取得了长足的发展。

根据统计数据，东北三省中，辽宁（75.96 分）、黑龙江（72.68 分）健康中国指数高于全国平均值（71.38 分），吉林（70.94 分）低于全国平均值，东北地区的健康中国指数在全国梯队中居于微弱优势。

辽宁位居东北地区健康中国指数榜首，在 31 个省区市榜单中排名第 8。近年来，辽宁持续推进“健康辽宁”建设，坚持“大卫生、大健康”的发展理念，推动“以治病为中心”向“以人民健康为中心”转变，努力全方位、全周期维护人民健康，形成了覆盖城乡的医疗卫生系统。截至 2018 年末，辽宁省各类卫生机构达 3.6 万个，床位数 31.4 万张，医疗卫生机构人员 38 万人，每万人拥有医生 26.4 人，全省民营医疗机构达 2.2 万个，占全省医疗卫生机构的 64%，80% 以上的居民 15 分钟内能到达最近的医疗点。[1]

为减少群众就医等待时间，辽宁省 133 家三级医院全部开展分时段预约诊疗，289 家医院开展网络、电话、微信等多途径分时段预约挂号服务。205 家医院采用移动支付缴费，门诊互联网结算金额占总金额的 18%，多家医院成

---

[1] 辽宁：保障百姓健康　绘就幸福民生［N/OL］. 中国青年报，2019-08-27.http://www.ln.chinanews.com/news/2019/0827/239010.html.

立“集中式检查预约中心”，提供结果查询和就医信息推送服务，优化服务流程。2019 年，辽宁省累计开展日间手术 9 000 余例、有效提高医疗资源利用效率，缩短患者等待住院和手术时间，缓解住院难、手术难。辽宁省患者满意率从 2015 年的 87% 提升至 2018 年的 94%，始终在全国名列前茅。

同时，辽宁积极开展农村贫困人口大病专项救治工作，进一步扩大了大病专项救治范围。在 2017 年确定的食管癌、胃癌、结肠癌、直肠癌、终末期肾病、儿童白血病、儿童先天性心脏病 7 种大病的基础上，新增肺癌、肝癌等 14 个病种。充分利用基本医保、大病保险、医疗救助等制度，有效降低患者自付费用。截至 2019 年 8 月底，共救治农村贫困人口大病患者 3 554 人，整体医疗费用报销比例达到 90.16%。[1]

---

[1] 从35岁到78.86岁，为辽宁省卫生健康系统70周年辉煌成就点赞！［N/OL］. 中国日报网，2019-09-04. http://baijiahao.baidu.com/s?id=1643707673555517335&wfr=spider&for=pc.

第二章

健康中国设施指数

健康设施是开展健康服务、提升健康水平的基础。我国高度重视健康设施建设，逐年加大投入，基本建成了覆盖城乡的基层医疗卫生服务网络，城乡居民健康水平持续提高。截至 2018 年末，全国医疗卫生机构总数 997 434 个，床位 840.4 万张，全国卫生人员总数 1 230.0 万人。全国中医类医疗卫生机构总数 60 738 个，床位 123.4 万张，全国中医类卫生人员总数 71.5 万人。全国医疗卫生机构总诊疗人次 83.1 亿人次，乡镇卫生院和社区卫生服务中心（站）门诊量达 19.2 亿人次。[1]

一　健康中国设施指数分析

（一）31 个省区市健康设施指数得分及排序

31 个省区市健康设施指数百分制得分排在前五位的是：上海（83.54 分）、天津（81.89 分）、广东（80.95 分）、海南（80.04 分）、安徽（80.02 分）；排

[1] 国家卫生健康委员会.2018年我国卫生健康事业发展统计公报［N/OL］.中国政府网，2019-05-22. http://www.nhc.gov.cn/guihuaxxs/s10748/201905/9b8d52727cf346049de8acce25ffcbd0.shtml.

在后五位的是：重庆（61.06 分）、四川（60.60 分）、甘肃（60.27 分）、青海（58.19 分）、内蒙古（52.19 分）。排在第一位的上海比最后一位的内蒙古高 31.35 分（见图 2-1、表 2-1）。

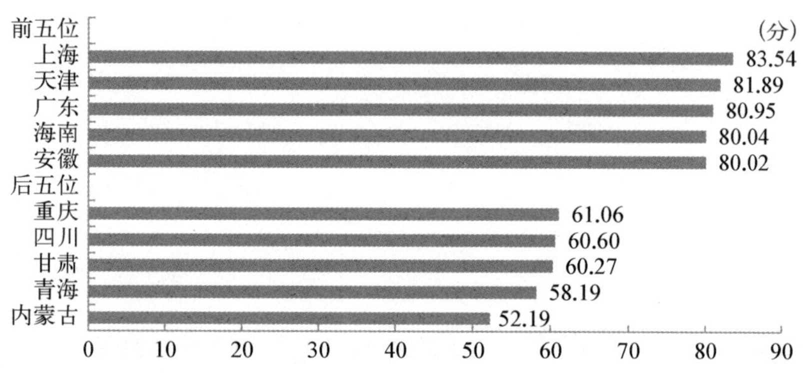

图 2-1 31 个省区市健康设施指数前后五位得分排序

表 2-1 31 个省区市健康设施指数得分及排序

排名	省区市	健康设施指数得分	健康设施指数百分制得分
1	上海	10.580 738 27	83.54
2	天津	10.165 876 94	81.89
3	广东	9.934 294 707	80.95
4	海南	9.710 390 490	80.04
5	安徽	9.707 064 064	80.02
6	江苏	8.970 841 148	76.93
7	福建	8.808 662 151	76.23
8	江西	8.636 200 004	75.48
9	河南	8.536 182 649	75.04
10	云南	8.436 767 634	74.60
11	广西	8.280 215 307	73.91

（续表）

排名	省区市	健康设施指数得分	健康设施指数百分制得分
12	浙江	8.230 985 458	73.69
13	河北	7.970 725 254	72.51
14	山东	7.829 739 351	71.87
15	湖北	7.699 643 056	71.27
16	宁夏	7.471 005 327	70.20
17	黑龙江	7.341 577 680	69.59
18	吉林	7.221 844 511	69.02
19	北京	6.936 802 298	67.65
20	贵州	6.897 939 556	67.46
21	辽宁	6.884 578 774	67.39
22	湖南	6.763 598 948	66.80
23	陕西	6.556 066 607	65.76
24	山西	6.363 140 224	64.79
25	新疆	6.033 370 966	63.09
26	西藏	5.672 962 488	61.17
27	重庆	5.651 253 688	61.06
28	四川	5.567 628 533	60.60
29	甘肃	5.506 930 662	60.27
30	青海	5.133 890 295	58.19
31	内蒙古	4.129 545 320	52.19
全国平均值		7.536 466 528	70.10
百分标准值		15.159 187 69	100

（二）31个省区市健康设施指数比较分析

健康设施是健康中国建设的重要组成部分。健康设施维度设置了“每万人口医疗卫生机构数”、“每万人口医疗卫生机构床位数”、“每万人口基层医疗卫生机构人员数”、“人均基层医疗卫生机构诊疗人次”、“每万人口中医类医疗卫生机构数”、“每万人口中医类医疗卫生机构床位数”、“每千老年人口养老床位数”7个指标。

根据统计数据，健康设施指数排在前五位的省市中，上海（83.54分）、天津（81.89分）、广东（80.95分）、海南（80.04分）位于我国东部地区，安徽（80.02分）位于我国中部地区。其中，上海、天津、广东超过80分，夺得健康设施指数前三甲。在31个省区市中，16个省区市高于全国平均值（70.10分），15个省区市低于全国平均值。从区域分布来看，东部地区在前十名中占据6席，西部地区在后十名中占据8席，东部地区综合表现居于优势，西部地区进步空间较大。

上海健康设施指数跃居榜首。近年来，上海持续推进健康设施建设，健康设施正在由基础性向高端化迈进，目前已经建成国内最大规模的城市院前医疗急救体系，卫生应急保障能力大幅提升。上海健康设施逐步智慧化，开创全国“医研产”自主创新模式，实现中国“智”造，攻克重大疾病。上海积极推动儿科医学事业发展，国家儿童医学中心落户申城。《“健康上海2030”规划纲要》提出：“到2020年，把三级甲等医院建设成为具有一定国际影响力的危重疑难病症诊疗中心和本市医疗技术创新、临床医学人才规范化培养的主要基地，打造一批国内领先、国际知名、特色鲜明的医疗中心，不断巩固上海临床专科能力在国内的领先地位。”

二 东部地区健康设施指数分析

（一）东部地区健康设施指数得分排序

表2-2 东部地区健康设施指数得分及排序

排名	省区市	健康设施指数得分	健康设施指数百分制得分
1	上海	10.580 738 27	83.54
2	天津	10.165 876 94	81.89
3	广东	9.934 294 707	80.95
4	海南	9.710 390 490	80.04
5	江苏	8.970 841 148	76.93
6	福建	8.808 662 151	76.23
7	浙江	8.230 985 458	73.69
8	河北	7.970 725 254	72.51
9	山东	7.829 739 351	71.87
10	北京	6.936 802 298	67.65
全国平均值		7.536 466 528	70.10
百分标准值		15.159 187 69	100

（二）东部地区健康设施指数比较分析

根据统计数据，在东部地区10个省市中，上海（83.54分）、天津（81.89分）、广东（80.95分）、海南（80.04分）、江苏（76.93分）、福建（76.23分）、浙江（73.69分）、河北（72.51分）、山东（71.87分）9个省市健康设施指数高于全国平均值（70.10 分），只有北京（67.65 分）低于全国平均值。东部地区综合表现呈现显著优势。

天津健康设施指数在东部地区排名第二。近年来，天津采取：综合医院床位，各区均衡增加；专科医院床位，中心城区重点控制，滨海新区适度发展，外围区重点发展；中医院床位，各区扩大增量；外围区各类医疗机构床位较大幅度增加，为首都医疗资源疏解预留承接空间的发展布局，不断优化医疗卫生资源配置，健全医疗卫生服务体系，提高医疗服务可及性和均等性。

广东健康设施指数在东部地区排名第三。2016—2019 年，广东先后投入 612 亿元用于基层医疗卫生服务能力建设。截至 2018 年底，升级建设的 47 家中心卫生院基本完成主体基建工程，其中 2 家已开业，全部建成后预计新增床位 1 万张；191 家县级公立医院建设项目全部开工，建成后预计新增床位 3.9 万余张。[1]

三　中部地区健康设施指数分析

（一）中部地区健康设施指数得分排序

表 2–3　中部地区健康设施指数得分及排序

排名	省区市	健康设施指数得分	健康设施指数百分制得分
1	安徽	9.707 064 064	80.02
2	江西	8.636 200 004	75.48

[1] 李秀婷.广东基层医院今年将新增近5万张床位，这些人群受益[N/OL].南方网，2019-03-21.http://kb.southcn.com/content/2019-03/21/content_186180291.htm.

（续表）

排名	省区市	健康设施指数得分	健康设施指数百分制得分
3	河南	8.536 182 649	75.04
4	湖北	7.699 643 056	71.27
5	湖南	6.763 598 948	66.80
6	山西	6.363 140 224	64.79
全国平均值		7.536 466 528	70.10
百分标准值		15.159 187 69	100

（二）中部地区健康设施指数比较分析

根据统计数据，中部六省中，安徽（80.02 分）、江西（75.48 分）、河南（75.04 分）、湖北（71.27 分）四省健康设施指数高于全国平均值（70.10 分），湖南（66.80 分）、山西（64.79 分）两省低于全国平均值。中部地区综合表现优于全国平均水平。

安徽健康设施指数位居中部地区榜首，在 31 个省区市榜单中排第 5 名。2018 年，安徽全面实施“健康安徽”战略，深化医药卫生体制改革，健康设施建设进一步完善。截至 2018 年末，安徽医疗卫生机构数 24 926 个，医疗卫生机构床位 32.8 万张，卫生人员总数 42.7 万人，中医类医疗卫生机构总数 1 138 个，中医类医疗卫生机构床位 44 073 张，中医药人员总数 18 812 人。[1]

---

[1] 安徽省卫生健康委员会.2018年安徽省卫生健康事业发展统计公报［N/OL］.2019-05-30.http://wjw.ah.gov.cn/news_details_50738.html.

四　西部地区健康设施指数分析

（一）西部地区健康设施指数得分排序

表2-4　西部地区健康设施指数得分及排序

排名	省区市	健康设施指数得分	健康设施指数百分制得分
1	云南	8.436 767 634	74.60
2	广西	8.280 215 307	73.91
3	宁夏	7.471 005 327	70.20
4	贵州	6.897 939 556	67.46
5	陕西	6.556 066 607	65.76
6	新疆	6.033 370 966	63.09
7	西藏	5.672 962 488	61.17
8	重庆	5.651 253 688	61.06
9	四川	5.567 628 533	60.60
10	甘肃	5.506 930 662	60.27
11	青海	5.133 890 295	58.19
12	内蒙古	4.129 545 320	52.19
全国平均值		7.536 466 528	70.10
百分标准值		15.159 187 69	100

（二）西部地区健康设施指数比较分析

根据统计数据，在西部地区12省区市中，云南（74.60分）、广西（73.91分）、宁夏（70.20分）健康设施指数得分高于全国平均值（70.10分），其余8个地区得分均低于全国平均值。西部地区健康设施指数综合表现低于全国平均水平，居于弱势。

云南健康设施指数居于西部地区首位，在31个省区市榜单中排名第10。2018年，云南将“健康中国”建设的“设计图”落实为“健康云南”建设的“施工图”，通过深化医疗卫生领域供给侧结构性改革，着力健全完善医疗卫生服务体系，支持3个还没有达标的州市级医院建成三甲医院，实施县级中心医院提质达标晋级行动计划，40所县级综合医院达到国家服务能力基本标准，推进乡村医疗卫生机构标准化建设，推动优质医疗资源向基层和贫困地区下沉，加快提升各级，尤其是县级和县级以下医疗卫生服务能力和质量。在40个县（市）加快实施远程医疗“乡乡通”工程，逐步实现全省二级以上政府办医疗机构互联互通和信息共享，让信息多跑路，群众少跑腿，实现从“看上病”到“较舒心”的根本转变，使卫生与健康事业改革发展成果更多更公平惠及全省各族群众。[1]

五 东北地区健康设施指数分析

（一）东北地区健康设施指数得分排序

表2-5 东北地区健康设施指数得分及排序

排名	省区市	健康设施指数得分	健康设施指数百分制得分
1	黑龙江	7.341 577 680	69.59
2	吉林	7.221 844 511	69.02
3	辽宁	6.884 578 774	67.39
全国平均值		7.536 466 528	70.10
百分标准值		15.159 187 69	100

[1] 杨洋.落实“健康云南”建设“施工图”扎实推动改革举措落地见效[N/OL].新华网，2018-03-14. http://www.xinhuanet.com//health/2018-03/14/c_1122533492.htm.

（二）东北地区健康设施指数比较分析

根据统计数据，在东北三省中，黑龙江（69.59 分）、吉林（69.02 分）、辽宁（67.39 分）健康设施指数得分均低于全国平均值（70.10 分），在榜单中排在第 17、第 18、第 21 名。东北三省地区健康设施指数综合表现低于全国平均水平。

近年来，黑龙江积极推进“健康龙江”建设，持续深化医药卫生体制改革，鼓励社会力量兴办各类医疗、检验机构，将社会办医纳入医保定点范围，落实社会办医与公立医院同等发展政策；实施医疗卫生服务能力建设工程，构建全面均衡的医疗卫生服务保障体系；推进省市县区域医疗中心建设工程，加快偏远地区急救中心和专科医院建设，县域内医疗就诊率达到 90% 以上；坚持中西医并重，推进中医药医疗机构建设，加强基层中医药人才和技术骨干培养，促进中医药发展。经过持续的建设，黑龙江健康设施不断完备、健康服务水平不断提升。但需要指出的是，东北三省健康设施的整体水平依然存在较大的进步空间，需要继续努力，弥合差距，从而为人民群众的健康事业夯实基础。

六　健康设施相关指标分析

（一）每万人口医疗卫生机构数（个 / 万人）

根据统计数据（见图 2-2、表 2-6），每万人口医疗卫生机构数排在前五位的是：西藏（20.255 个 / 万人）、山西（11.478 个 / 万人）、甘肃（10.989 个 / 万人）、河北（10.760 个 / 万人）、青海（10.661 个 / 万人）；排在后五位的是：广东（4.465 个 / 万人）、江苏（3.990 个 / 万人）、安徽（3.915 个 / 万人）、天津（3.557 个 / 万人）、上海（2.127 个 / 万人）。每万人口医疗卫生机构数排在第一位的西藏比排在最后的上海多 18.128 个 / 万人。

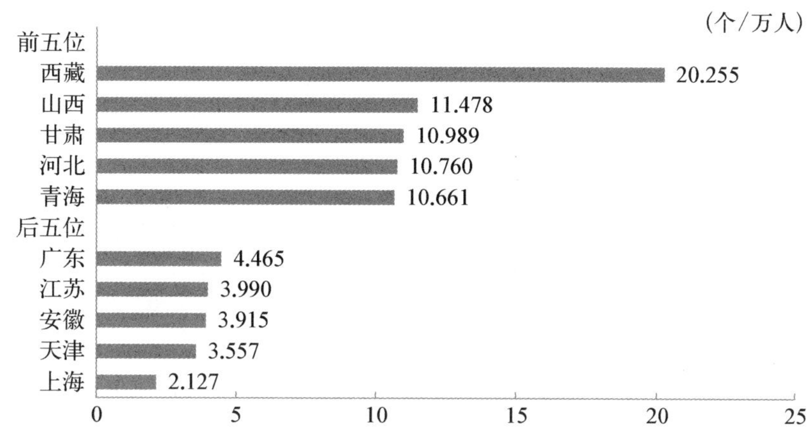

图2-2　31个省区市每万人口医疗卫生机构数前后五位比较

表2-6　31个省区市每万人口医疗卫生机构数

排　名	省　区　市	每万人口医疗卫生机构数(个/万人)
1	西藏	20.255
2	山西	11.478
3	甘肃	10.989
4	河北	10.760
5	青海	10.661
6	四川	9.694
7	内蒙古	9.576
8	陕西	9.351
9	湖南	8.546
10	辽宁	8.187
11	江西	8.176
12	山东	7.900
13	贵州	7.831

（续表）

排　名	省　区　市	每万人口医疗卫生机构数(个/万人)
14	吉林	7.666
15	新疆	7.658
16	河南	7.437
17	广西	6.962
18	福建	6.959
19	重庆	6.400
20	宁夏	6.262
21	湖北	6.160
22	浙江	5.653
23	海南	5.594
24	黑龙江	5.354
25	云南	5.142
26	北京	4.596
27	广东	4.465
28	江苏	3.990
29	安徽	3.915
30	天津	3.557
31	上海	2.127

根据统计数据，在“每万人口医疗卫生机构数”的31个省区市榜单中，西藏（20.255个/万人）蝉联榜首，比排在第2位的山西（11.478个/万人）多出8.777个/万人，优势显著。近年来，西藏持续加大健康设施投入。目前，西藏自治区全区医疗卫生服务网络基本建立，已经形成了以拉萨为中

心，遍布城乡的医疗卫生服务网络；基本实现了县有卫生服务中心、疾控中心，乡有卫生院、村有卫生室的目标。整体服务功能全面增强，诊疗服务能力不断提升，“三不出”“四覆盖”逐步实现，广大农牧民群众的健康水平显著提高。截至 2018 年底，西藏医疗卫生机构总数达到了 1 548 个，医疗卫生机构床位数 16 787 张，每千人口医疗卫生机构床位数为 4.88 张，卫生人员总数 24 018 人。[1]

藏医药是中国医学宝库中一颗璀璨的明珠，是经过长期丰富的生产和生活实践，博采众长，逐步积累、完善而形成的独具特色的传统医学体系。藏族人民早期在雪域高原寻找食物过程中，就逐步掌握了一些食物的医药性能，这是药物知识的积累过程。近年来，随着国家支持力度的加大，西藏自治区大力推进藏医药事业可持续发展，藏医药医疗、保健、教育、科研、文化、产业和对外交流合作稳步发展。在联合国教科文组织世界记忆工程亚太委员会第八次全会上，藏医药著作《四部医典》成功入选世界记忆亚太地区名录，标志着藏医药学走上了国际舞台，被世界广泛认同，为促进藏医药文化发展起到了推动作用。[2]

值得关注的是，东部地区尤其是北京、上海等地是优质医疗资源的集中地。但在“每万人口医疗卫生机构数”这一指标上却不尽如人意。在“每万人口医疗卫生机构数”榜单中的后十名中，东部地区占据了 7 席，其中上海更是排在榜尾。究其原因，可能跟上海、北京、江苏、广东等东部地区人口稠密，而西藏等地则是地广人稀有关。故而尽管上海“每万人口医疗卫生机构数”排名最末，其可及性依然能够占据显著优势。

---

[1] 西藏自治区医疗卫生服务质量相关情况［N/OL］. 中国新闻网，2019-05-23.http://www.shb.xizang.gov.cn/zjxz/xzly/201905/t20190523_83059.html.

[2] 藏医药走上国际舞台　西藏藏医药事业发展显著［N/OL］. 中国西藏网，2018-06-21.http://www.tibet3.com/news/zangqu/xz/2018-06-21/80947.html.

（二）每万人口医疗卫生机构床位数（张 / 万人）

根据数据（见图 2–3、表 2–7），每万人口医疗卫生机构床位数排在前五位的是：新疆（68.539 张 / 万人）、辽宁（68.347 张 / 万人）、四川（67.872 张 / 万人）、重庆（67.111 张 / 万人）、湖南（65.937 张 / 万人）；排在后五位的是：西藏（47.783 张 / 万人）、福建（46.631 张 / 万人）、海南（45.307 张 / 万人）、广东（44.056 张 / 万人）、天津（43.936 张 / 万人）。每万人口医疗卫生机构床位数排在第一位的新疆比排在最后的天津多 24.603 张 / 万人。

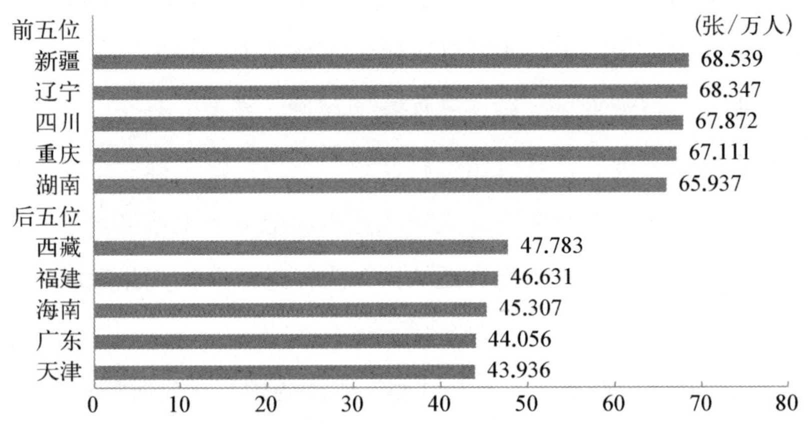

图 2–3　31 个省区市每万人口医疗卫生机构床位数前后五位比较

表 2–7　31 个省区市每万人口医疗卫生机构床位数

排　名	省　区　市	每万人口医疗卫生机构床位数(张/万人)
1	新疆	68.539
2	辽宁	68.347
3	四川	67.872
4	重庆	67.111

（续表）

排　名	省　区　市	每万人口医疗卫生机构床位数(张/万人)
5	湖南	65.937
6	贵州	65.081
7	青海	64.082
8	黑龙江	63.803
9	湖北	63.739
10	陕西	62.911
11	内蒙古	59.440
12	河南	58.478
13	山东	58.447
14	江苏	58.434
15	宁夏	58.387
16	云南	57.246
17	吉林	56.554
18	甘肃	55.831
19	上海	55.669
20	北京	55.579
21	浙江	55.422
22	山西	53.356
23	河北	52.535
24	江西	50.638
25	广西	49.363
26	安徽	48.880
27	西藏	47.783

（续表）

排　名	省　区　市	每万人口医疗卫生机构床位数(张/万人)
28	福建	46.631
29	海南	45.307
30	广东	44.056
31	天津	43.936

根据统计数据，在“每万人口医疗卫生机构床位数”的31个省区市榜单中，新疆（68.539张/万人）位居榜首，辽宁（68.347张/万人）、四川（67.872张/万人）紧随其后。在“每万人口医疗卫生机构床位数”榜单的前十名中，西部地区占据6席，中部地区占据2席，东北地区占据2席。从区域分布来看，西部地区“每万人口医疗卫生机构床位数”居于优势。

新疆位于我国西北部，全区面积为160万平方公里，其中山地面积（包括丘陵和高原）约80万平方公里，平原面积（包括塔里木盆地、准噶尔盆地和山间盆地）约80万平方公里，自然条件、地理条件独特。自1949年以来，新疆的医疗卫生事业得到了长足的发展。但受自然条件及地理环境的限制，新疆“看病难、看病贵”的问题依然存在。近年来，新疆持续增加健康设施投入，推进医疗卫生事业发展，医疗惠民力度也在不断加大。与此同时，“医疗援疆”为新疆医疗事业的发展注入了新的活力。截至2018年10月，新疆全区医疗卫生服务体系日益健全，基层基础设施条件和诊疗服务环境持续改善，全区乡镇卫生院、村卫生室标准化建设率分别提高到88.17%和84.21%，县域内就诊率提高至85.1%。[1]

[1] 何玲.医疗卫生援疆为健康保驾护航[N/OL].新疆经济报，2018-10-28.http://www.sohu.com/a/271784283_118570.

（三）每万人口基层医疗卫生机构人员数（人 / 万人）

根据数据（见图 2–4、表 2–8），每万人口基层医疗卫生机构人员数排在前五位的是：西藏（54.098 人 / 万人）、北京（32.616 人 / 万人）、山东（32.512 人 / 万人）、广西（30.333 人 / 万人）、四川（30.210/ 万人）；排在后五位的是：广东（22.872 人 / 万人）、安徽（21.604 人 / 万人）、黑龙江（21.558 人 / 万人）、宁夏（21.355 人 / 万人）、天津（20.221 人 / 万人）。每万人口基层医疗卫生机构人员数排在第一位的西藏比排在最后的天津多 33.877 人 / 万人。

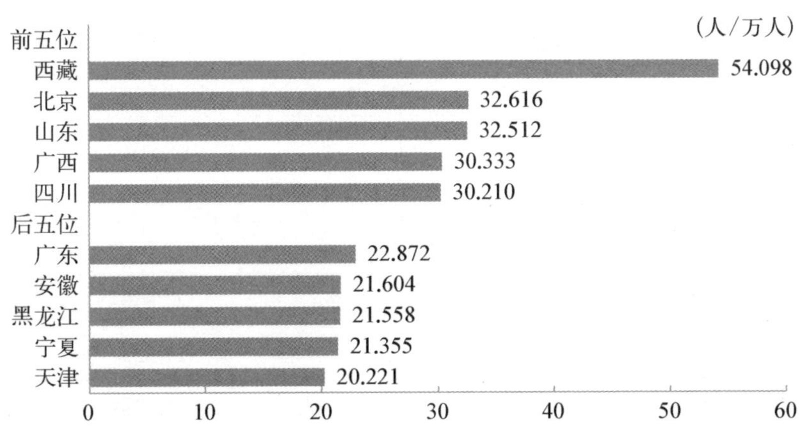

图2–4　31个省区市每万人口基层医疗卫生机构人员数前后五位比较

表2–8　31个省区市每万人口基层医疗卫生机构人员数

排　名	省　区　市	每万人口基层医疗卫生机构人员数（人/万人）
1	西藏	54.098
2	北京	32.616
3	山东	32.512
4	广西	30.333

（续表）

排　名	省　区　市	每万人口基层医疗卫生机构人员数（人/万人）
5	四川	30.210
6	陕西	30.134
7	青海	30.117
8	河南	30.063
9	湖北	30.044
10	贵州	29.696
11	浙江	29.436
12	江苏	28.980
13	山西	28.619
14	内蒙古	28.527
15	河北	27.850
16	甘肃	27.732
17	重庆	27.659
18	福建	27.525
19	湖南	26.691
20	新疆	26.611
21	吉林	26.124
22	海南	25.833
23	江西	25.059
24	云南	25.012
25	上海	24.126
26	辽宁	22.996
27	广东	22.872

（续表）

排　名	省　区　市	每万人口基层医疗卫生机构人员数（人/万人）
28	安徽	21.604
29	黑龙江	21.558
30	宁夏	21.355
31	天津	20.221

根据统计数据，在“每万人口基层医疗卫生机构人员数”的 31 个省区市榜单中，西藏（54.098 人 / 万人）位居全国榜首，北京（32.616 人 / 万人）、山东（32.512 人 / 万人）分别排在第 2、第 3 名。从数据可以看出，西藏与第二名北京的差距很显著。从区域分布来看，各地“每万人口医疗卫生机构床位数”彼此交错，相对平衡。

医疗卫生人才是推进医疗卫生事业改革发展、维护人民健康的重要保障。近年来，西藏不断加大对相关人才的培养、吸纳和培训力度，通过定向培养、公开招录、自主招聘、在职学习、进修培训等方式，多层次、多渠道、全方位整合人力资源，卫生人员数量得到了大幅度上升。

2015 年 6 月，中央组织部、国家卫生健康委、人社部、教育部等部委启动实施医疗人才组团式援藏工作，由国家卫生健康委和北京、上海、安徽、广东、重庆、辽宁、陕西 7 个对口支援省市指派医院，成批次组团选派医疗骨干，支持西藏自治区人民医院和 7 个地（市）人民医院专科建设和医疗人才队伍建设。根据“组团”特点和对口帮扶关系，确定北京协和医院等 8 家医院（单位）作为牵头单位，选定 65 家“三甲”医院作为包科医院，以“一对一”、以院包科形式承担人才帮带、专科建设等工作，打造了一支永远不走的医疗队。“打包移植”先进经验和技术成果 847 项，填补刷新区域内医疗技术空白 1 014 项，338

种“大病”不出自治区、1 990 种“中病”不出地市就能治疗。[1]

（四）人均基层医疗卫生机构诊疗人数（人次 / 人）

根据统计数据（见图 2–5、表 2–9），人均基层医疗卫生机构诊疗人次排在前五位的是：浙江（5.269 人次 / 人）、上海（4.410 人次 / 人）、河南（3.931 人次 / 人）、山东（3.928 人次 / 人）、江苏（3.902 人次 / 人）；排在后五位的是：青海（2.052 人次 / 人）、内蒙古（1.996 人次 / 人）、吉林（1.996 人次 / 人）、山西（1.966 人次 / 人）、黑龙江（1.288 人次 / 人）。每万人口基层医疗卫生机构人员数排在第一位的浙江比排在最后的黑龙江多 3.981 人次 / 人。

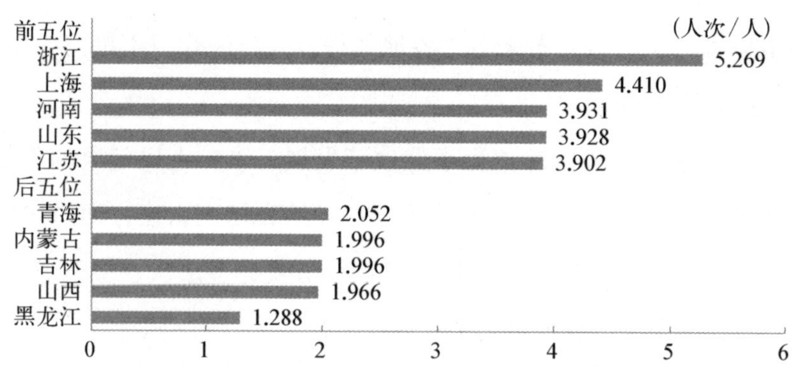

图2–5　31个省区市人均基层医疗卫生机构诊疗人次前后五位比较

表2–9　31个省区市人均基层医疗卫生机构诊疗人次

排　名	省　区　市	人均基层医疗卫生机构诊疗人次（人次 / 人）
1	浙江	5.269
2	上海	4.410

[1] 国家卫生健康委员会就西藏卫生健康有关工作情况举行发布会［N/OL］. 中国网，2019–05–23.http://www.china.com.cn/zhibo/content_74811094.htm.

（续表）

排　名	省　区　市	人均基层医疗卫生机构诊疗人次（人次/人）
3	河南	3.931
4	山东	3.928
5	江苏	3.902
6	广东	3.723
7	河北	3.678
8	湖北	3.475
9	四川	3.377
10	北京	3.301
11	甘肃	3.147
12	天津	3.084
13	海南	2.990
14	江西	2.969
15	福建	2.962
16	云南	2.916
17	广西	2.884
18	西藏	2.786
19	宁夏	2.679
20	安徽	2.639
21	陕西	2.619
22	重庆	2.610
23	贵州	2.338
24	湖南	2.251
25	辽宁	2.229

（续表）

排 名	省 区 市	人均基层医疗卫生机构诊疗人次（人次/人）
26	新疆	2.159
27	青海	2.052
28	内蒙古	1.996
28	吉林	1.996
30	山西	1.966
31	黑龙江	1.288

根据统计数据，在“人均基层医疗卫生机构诊疗人次”的 31 个省区市榜单中，浙江（5.269 人次 / 人）位居榜首，上海（4.410 人次 / 人）、河南（3.931 人次 / 人）分别排在第 2、第 3 名。在“人均基层医疗卫生机构诊疗人次”榜单的前十名中，东部地区占据 7 席，中部地区占据 1 席，西部地区占据 1 席。在榜单的后十名中，西部地区占据 5 席，东北地区占据 3 席，中部地区占据 2 席。从区域分布来看，东部地区“人均基层医疗卫生机构诊疗人次”综合表现具有显著优势。

浙江“人均基层医疗卫生机构诊疗人次”排在榜单第一。近年来，浙江基层医改不断推进，基层医疗服务能力不断提升，分级诊疗的基础不断夯实，越来越多的浙江人选择在基层就诊。2017 年，浙江启动基层医疗卫生服务能力提升年活动，把建设“群众满意的乡镇卫生院”和“优质服务示范社区卫生服务中心”作为提升基层医疗服务能力的重要载体。[1] 2018 年起，浙江全面推进基层医疗卫生机构补偿机制改革，将现行补偿模式转变为“专项补助与付费购买相结合、资金补偿与服务绩效相挂钩”的新补偿机制，进一步夯实基层医疗基

[1] 陈宁.厉害了！浙江省211家基层医疗卫生机构荣获国家点赞［N/OL］.浙江新闻客户端，2018-02-07. https://zj.zjol.com.cn/news/867909.html.

础，激活基层医疗资源，取得了良好的成效。

（五）每万人口中医类医疗卫生机构数（个/万人）

根据统计数据（见图2-6、表2-10），每万人口中医类医疗卫生机构数排在前五位的是：内蒙古（1.041个/万人）、山西（0.800个/万人）、重庆（0.744个/万人）、四川（0.714个/万人）、甘肃（0.704个/万人）；排在后五位的是：天津（0.207个/万人）、江苏（0.194个/万人）、河南（0.174个/万人）、安徽（0.146个/万人）、上海（0.144个/万人）。每万人口中医类医疗卫生机构数排在第一的内蒙古比排在最后的上海多0.897个/万人。

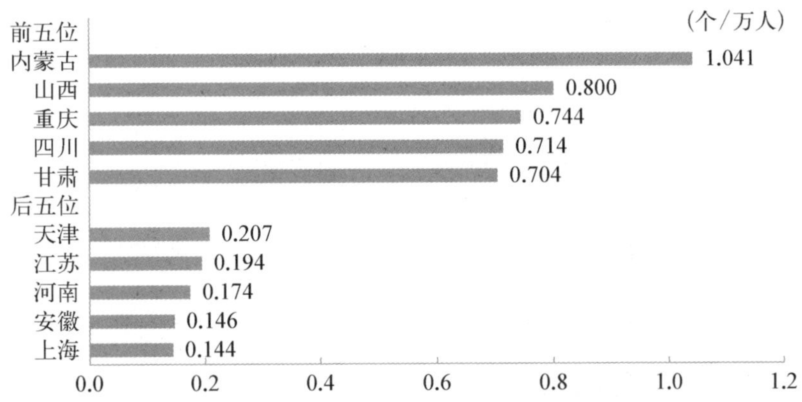

图2-6 31个省区市每万人口中医类医疗卫生机构数前后五位比较

表2-10 31个省区市每万人口中医类医疗卫生机构数

排名	省区市	每万人口中医类医疗卫生机构数（个/万人）
1	内蒙古	1.041
2	山西	0.800
3	重庆	0.744
4	四川	0.714

（续表）

排　名	省 区 市	每万人口中医类医疗卫生机构数（个/万人）
5	甘肃	0.704
6	吉林	0.625
7	青海	0.564
8	辽宁	0.506
9	浙江	0.473
10	新疆	0.454
10	陕西	0.454
12	西藏	0.442
13	北京	0.437
14	宁夏	0.434
15	河北	0.412
16	黑龙江	0.397
17	福建	0.386
18	广东	0.343
18	山东	0.343
20	广西	0.323
21	云南	0.320
22	湖南	0.317
23	贵州	0.294
24	江西	0.265
25	海南	0.251
26	湖北	0.242
27	天津	0.207

（续表）

排　名	省　区　市	每万人口中医类医疗卫生机构数（个/万人）
28	江苏	0.194
29	河南	0.174
30	安徽	0.146
31	上海	0.144

根据统计数据，在“每万人口中医类医疗卫生机构数”的31个省区市榜单中，内蒙古（1.041个/万人）位居31个省区市榜首，山西（0.800个/万人）、重庆（0.744个/万人）分别排在第2、第3名。在“每万人口中医类医疗卫生机构数”榜单的前十名中，东部地区占据1席，中部地区占据1席，西部地区占据6席，东北地区占据2席。在榜单的后十名中，东部地区占据4席，中部地区占据5席，西部地区占据1席。从区域分布来看，西部地区“每万人口中医类医疗卫生机构数”综合表现具有显著优势。

内蒙古“每万人口中医类医疗卫生机构数”排在第一。近年来，内蒙古制定印发了加快蒙中医药发展战略规划纲要和蒙中医药健康服务发展规划，出台了能力提升、学科建设、信息化建设等系列政策，并拿出专项资金用来支持蒙医医院制剂、专科专病、标准化建设和学术继承。目前，内蒙古形成了以自治区级为龙头、盟市级为骨干、旗县级为基础、基层蒙医药科室为网底、其他蒙医药服务为补充的蒙医药服务体系。蒙医五疗、血液、整骨、心身医学、点穴、捶正等方法疗效显著，深受农牧区群众欢迎。

（六）每万人口中医类医疗卫生机构床位数（张/万人）

根据统计数据（见图2-7、表2-11），每万人口中医类医疗卫生机构床位数排在前五位的是：甘肃（12.656 张 / 万人）、内蒙古（12.180 张 / 万人）、北京（12.109 张 / 万人）、青海（11.761 张 / 万人）、重庆（10.927 张 / 万人）；排在后五位的是：安徽（6.468 张 / 万人）、福建（6.300 张 / 万人）、海南（5.664 张 / 万人）、广东（5.593 张 / 万人）、上海（5.032 张 / 万人）。每万人口中医类医疗卫生机构床位数排在第一位的甘肃比排在最后的上海多 7.624 张 / 万人。

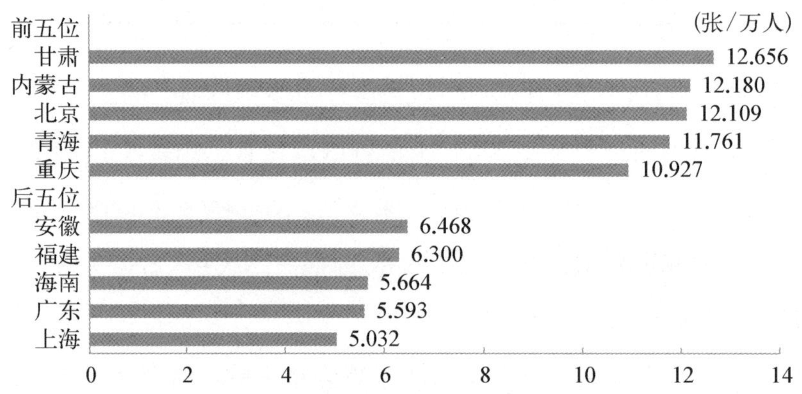

图2-7 31个省区市每万人口中医类医疗卫生机构床位数前后五位比较

表2-11 31个省区市每万人口中医类医疗卫生机构床位数

排 名	省 区 市	每万人口中医类医疗卫生机构床位数(张/万人)
1	甘肃	12.656
2	内蒙古	12.180
3	北京	12.109
4	青海	11.761
5	重庆	10.927
6	新疆	10.537
7	四川	10.367
8	湖南	9.668

（续表）

排　名	省　区　市	每万人口中医类医疗卫生机构床位数(张/万人)
9	宁夏	9.645
10	湖北	9.323
11	陕西	9.246
12	贵州	8.898
13	浙江	8.478
14	河南	8.161
15	山东	8.119
16	黑龙江	8.099
17	广西	7.933
18	云南	7.903
19	辽宁	7.893
20	江苏	7.325
21	吉林	7.235
22	江西	7.171
23	河北	7.138
24	山西	6.877
25	天津	6.811
26	西藏	6.507
27	安徽	6.468
28	福建	6.300
29	海南	5.664
30	广东	5.593
31	上海	5.032

根据统计数据，在“每万人口中医类医疗卫生机构床位数”的省区市榜单中，甘肃（12.656 张 / 万人）位居榜首，内蒙古（12.180 张 / 万人）、北京（12.109 张 / 万人）分别排在第 2、第 3 名。“每万人口中医类医疗卫生机构床位数”超过 10 张的有 7 个省区市。在榜单的前十名中，东部地区占据 1 席，中部地区占据 2 席，西部地区占据 7 席。在榜单的后十名中，东部地区占据 6 席，中部地区占据 3 席，西部地区占据 1 席。从区域分布来看，西部地区“每万人口中医类医疗卫生机构床位数”综合表现具有显著优势。

甘肃“每万人口中医类医疗卫生机构床位数”排在第一。甘肃是我国中医药资源大省，甘肃的当归占全国产量的 90%，大黄和党参占全国产量的 60%，黄芪占全国产量的 50%，并有 18 个道地中药材品种获得国家原产地标志认证。2011 年被确定为首个国家中医药综合改革试点示范省区，2017 年正式获批建设国家中医药产业发展综合试验区。[1] 我国推动新一轮医改以来，甘肃结合中医特色在全国率先探索出医改“甘肃模式”，连续 5 年人均门诊和住院费用创全国最低。目前，甘肃省 97.86% 的社区卫生服务中心、94.05% 的乡镇卫生院、97.43% 的社区卫生服务站、82.45% 的村卫生室能提供中医药服务。此外，甘肃作为我国中医药对外合作交流执行省份，先后在乌克兰、法国、新西兰、吉尔吉斯斯坦、匈牙利等“一带一路”沿线国家成立了岐黄中医学院或中医中心，成为中国对外文化交流的靓丽“名片”。[2]

[1] 加快推进甘肃中医药产业发展［N/OL］. 甘肃日报，2018-10-12.http://www.gansu.gov.cn/art/2018/10/12/art_46_411448.html.

[2] 南如卓玛. 甘肃中医药40年：从后继乏人到海外“次第花开”［N/OL］. 中国新闻网，2018-12-26.http://www.sohu.com/a/284668683_123753.

（七）每千老年人口养老床位（张 / 千人）

根据数据（见图 2-8、表 2-12），每千老年人口养老床位排在前五位的是：浙江（57.1 张 / 千人）、内蒙古（52.2 张 / 千人）、江苏（40.2 张 / 千人）、北京（39.6 张 / 千人）、贵州（36.7 张 / 千人）；排在后五位的是：河南（22.4 张 / 千人）、辽宁（21.4 张 / 千人）、云南（19.1 张 / 千人）、海南（18.3 张 / 千人）、西藏（17.3 张 / 千人）。每千老年人口养老床位数，排在第一位的浙江比排在最后一位的西藏高 39.8 张 / 千人。

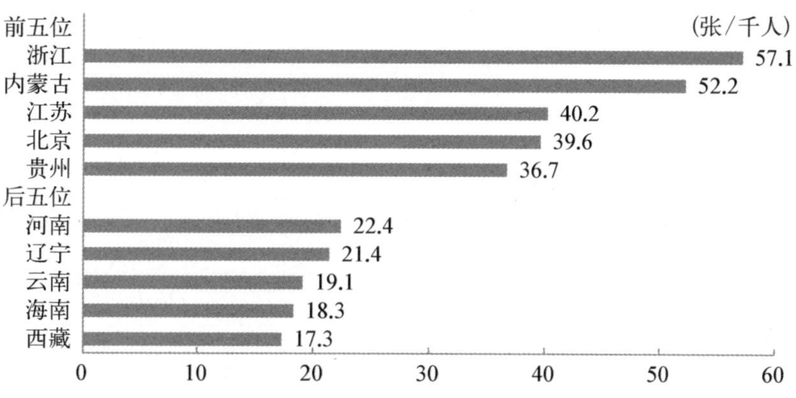

图2-8　31个省区市每千老年人口养老床位数前后五位比较

表2-12　31个省区市每千老年人口养老床位数

排　名	省　区　市	每千老年人口养老床位数(张/千人)
1	浙江	57.1
2	内蒙古	52.2
3	江苏	40.2
4	北京	39.6
5	贵州	36.7

（续表）

排　名	省　区　市	每千老年人口养老床位数(张/千人)
6	山东	33.8
7	广东	33.6
8	河北	32.6
8	青海	32.6
10	甘肃	32.4
11	安徽	32.0
12	湖北	31.8
13	四川	31.5
14	江西	29.2
15	宁夏	29.0
16	上海	27.8
17	黑龙江	27.4
18	福建	26.7
19	重庆	25.5
19	陕西	25.5
21	广西	25.1
22	新疆	23.7
23	湖南	23.6
24	山西	23.0
25	吉林	22.9
26	天津	22.4
26	河南	22.4
28	辽宁	21.4

（续表）

排　名	省　区　市	每千老年人口养老床位数（张/千人）
29	云南	19.1
30	海南	18.3
31	西藏	17.3

根据统计数据，在“每千老年人口养老床位数”的 31 个省区市榜单中，浙江（57.1 张 / 千人）位居榜首，内蒙古（52.2 张 / 千人）、江苏（40.2 张 / 千人）分别排在第 2、第 3 名。在榜单的前十名中，东部地区占据 6 席，西部地区占据 4 席。在榜单的后十名中，东部地区占据 2 席，中部地区占据 3 席，西部地区占据 3 席，东北地区占据 2 席。从区域分布来看，东部地区“每千老年人口养老床位数”综合表现居于优势地位。

浙江“每千老年人口养老床位数”排在第一。内蒙古、江苏、北京等地也纷纷加快了养老服务业的推进步伐，每千老年人口养老床位数逐年递增。近几年，浙江省在养老保障领域进行了全面的改革，养老保障事业蓬勃发展，并形成了鲜明的浙江特色。2018 年 5 月，浙江省政府印发《浙江省富民惠民安民行动计划》，明确提出要实施健康养老提升工程。同时，浙江不断发挥市场在养老资源配置中的决定性作用，养老服务市场化领跑全国，营商环境位居全国前列。目前，全省 2 000 多家养老机构民办占比 60%，床位数民办占比 63%。公办养老机构实现公建民营的占比 51.9%，乡镇（街道）居家养老服务中心要求全部交由专业机构运营。[1]

随着人类文明不断地进步，人类的医疗水平和生活质量也不断地提高，人

[1] 黄珍珍.养老一体化　长三角打算这么干［N/OL］.浙江在线，2019-07-29.http://zjnews.zjol.com.cn/zjnews/zjxw/201907/t20190729_10683311.shtml.

类寿命延长，人口出生率降低，老龄化已成为世界性难题。根据 1956 年联合国《人口老龄化及其社会经济后果》确定的划分标准，当一个国家或地区 65 岁及以上老年人口数量占总人口比例超过 7% 时，则意味着这个国家或地区进入老龄化。1982 年，维也纳老龄问题世界大会确定 60 岁及以上老年人口占总人口比例超过 10%，意味着这个国家或地区进入严重老龄化。从 1990 年开始，我国的生育率就已低于人口正常更替所需要的水平，2000 年便步入老龄化社会，目前正在朝着深度老龄化社会快速迈进。人口老龄化既是发展问题，也是民生问题。近年来，我国采取诸多措施，积极推动养老保障事业发展。目前我国城乡老人医疗保障覆盖率超过 98%，以国有资本充实社保基金，筑牢人口老龄化的物质基础。创造适合老年人的就业岗位，让人们老有所获、老有所为。不断上调退休人员养老金，直接为老年人群体“输血”。中国的养老保障和服务体系不断完善，老年人的获得感和幸福感进一步增强。

第三章

健康中国服务指数

健康服务是健康中国战略实施的重点。随着生活水平的提高，广大群众对健康服务的需求持续增长。十八大以来，我国积极推动健康服务供给侧结构性改革，更加注重预防为主的“治未病”理念，把以治病为中心转变为以人民健康为中心，坚持防治结合，强化早诊断、早治疗、早康复的健康方针，努力使群众不生病、少生病，提高生活质量，延长健康寿命。我国持续增加健康服务投入，提供预防、治疗、康复、健康促进一体化服务，不断提升健康服务的公平性、可及性、有效性，健康服务水平进步显著。

一　健康中国服务指数分析

（一）31 个省区市健康服务指数得分及排序

31 个省区市健康服务指数百分制得分排在前五位的是：上海（82.82 分）、北京（81.66 分）、浙江（81.62 分）、江苏（76.68 分）、天津（73.75 分）；排在后五位的是：内蒙古（58.16 分）、甘肃（57.46 分）、贵州（56.26 分）、青海

（45.59 分）、西藏（40.13 分）。排在第一位的上海比最后一位的西藏高 42.69 分（见图 3–1、表 3–1）。

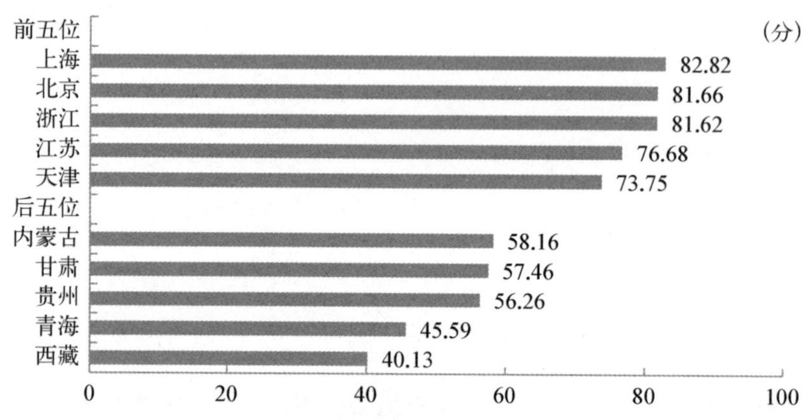

图 3–1 31 个省区市健康服务指数前后五位得分排序

表 3–1 31 个省区市健康服务指数得分及排序

排名	省区市	健康服务指数得分	健康服务指数百分制得分
1	上海	10.792 664 42	82.82
2	北京	10.493 003 87	81.66
3	浙江	10.483 361 94	81.62
4	江苏	9.253 623 919	76.68
5	天津	8.559 192 217	73.75
6	新疆	7.903 019 414	70.87
7	广东	7.844 377 633	70.60
8	山东	7.568 734 472	69.35
9	湖北	7.543 068 375	69.23
10	辽宁	7.519 877 564	69.13
11	四川	7.296 898 470	68.10

（续表）

排名	省区市	健康服务指数得分	健康服务指数百分制得分
12	福建	7.194 823 713	67.62
13	重庆	7.073 424 581	67.04
14	河南	6.900 101 412	66.22
15	吉林	6.829 890 203	65.88
16	黑龙江	6.825 742 592	65.86
17	河北	6.771 799 399	65.60
18	湖南	6.748 836 145	65.49
19	安徽	6.636 530 495	64.94
20	陕西	6.393 276 938	63.74
21	山西	6.337 461 364	63.46
22	广西	6.263 573 578	63.09
23	宁夏	6.248 169 021	63.01
24	江西	5.966 976 736	61.58
25	海南	5.919 769 789	61.33
26	云南	5.569 449 138	59.49
27	内蒙古	5.322 963 266	58.16
28	甘肃	5.196 156 183	57.46
29	贵州	4.980 909 690	56.26
30	青海	3.270 356 799	45.59
31	西藏	2.533 741 421	40.13
全国平均值		6.911 024 992	65.67
百分标准值		15.736 305 26	100

（二）31 个省区市健康服务指数比较分析

健康服务是最直观的民生福祉，直接关系到人民群众的获得感和幸福感。在健康服务维度的指标设置中，既包括“人均卫生费用”、“医疗开支占 GDP 比重”、“医疗卫生支出占财政支出的比重”、“政府卫生支出占卫生总费用的比重”、“每万人口全科医生数”等资金和人员配备情况，也包括“每万人口医疗卫生机构健康检查人数”、“公立和民营医院病床使用率”、“每万人口家庭卫生服务人次数”、“每万人口公众健康教育活动数”等健康服务活动的开展和实施情况。

根据统计数据，在健康服务的 31 个省区市榜单中，有 16 个省区市高于全国平均值（65.67 分），15 个省区市低于全国平均值（65.67 分）。上海（82.82 分）排在榜首，北京（81.66 分）、浙江（81.62 分）、江苏（76.68 分）、天津（73.75 分）紧随其后。从区域分布来看，排在前五位的均来自东部地区，排在末五位的内蒙古（58.16 分）、甘肃（57.46 分）、贵州（56.26 分）、青海（45.59 分）、西藏（40.13 分），均位于西部地区，区域差异非常显著。

上海在“健康服务”指数中排名第一。近年来，上海深入推进健康上海建设，把“治未病”放在首位，致力于居民健康素养的提升。2018 年，上海以共建共享、全民健康为主题，实施“普及健康生活”战略，加强健康危险因素干预，逐步提高居民健康素养和健康期望寿命。深化全民健康生活方式和健康素养促进行动，推进“三减三健、戒烟限酒、适量运动、心理健康和道路交通安全”5 项重点行动。深入开展爱国卫生运动，加快推进城乡环境卫生整洁行动，加强国家卫生区镇常态管理。鼓励市民健康自我管理小组多元化、规范化发展，开展健康促进志愿者进家庭、进社区、进单位、进学校、进医院活动。[1] 旨在通

[1] 市卫生和计划生育委员会.本市多措并举推进健康上海建设［N/OL］.上海市人民政府网，2018-04-04.http://www.shanghai.gov.cn/nw2/nw2314/nw2315/nw31406/u21aw1300913.html.

过加强健康素养教育达到预防疾病、增加健康的目的。

二 东部地区健康服务指数分析

（一）东部地区健康服务指数得分排序

表3–2 东部地区健康服务指数得分及排序

排名	省区市	健康服务指数得分	健康服务指数百分制得分
1	上海	10.792 664 42	82.82
2	北京	10.493 003 87	81.66
3	浙江	10.483 361 94	81.62
4	江苏	9.253 623 919	76.68
5	天津	8.559 192 217	73.75
6	广东	7.844 377 633	70.60
7	山东	7.568 734 472	69.35
8	福建	7.194 823 713	67.62
9	河北	6.771 799 399	65.60
10	海南	5.919 769 789	61.33
全国平均值		6.911 024 992	65.67
百分标准值		15.736 305 26	100

（二）东部地区健康服务指数比较分析

根据统计数据，东部地区中，上海（82.82分）、北京（81.66分）、浙江（81.62分）、江苏（76.68分）、天津（73.75分）、广东（70.60分）、山东（69.35分）、福建（67.62分）8省市高于全国平均值（65.67分），河北（65.6分）、海南（61.33分）低于全国平均值（65.67分）。其中，上海、北京、浙江健康服务指数超过 80 分，夺得前三甲。从区域比较来看，东部地区健康服务指数的综合表现在全国范围内居于优势。

东部地区囊括了健康服务指数前五名，北京排名第二。近年来，北京积极推进健康北京建设，健康服务水平不断提升。每千人口拥有的医师、护士、床位数量等卫生资源水平位居全国前列，2018 年，北京居民健康素养水平十年来增长 3 倍，达到 32.3%，位居全国第一。[1] 需要指出的是，同属东部地区，河北和海南健康服务指数得分偏低，尚未达到全国平均水平，尚需付出更多的努力，尽快提升健康服务水平。

三 中部地区健康服务指数分析

（一）中部地区健康服务指数得分排序

表 3-3 中部地区健康服务指数得分及排序

排名	省区市	健康服务指数得分	健康服务指数百分制得分
1	湖北	7.543 068 375	69.23
2	河南	6.900 101 412	66.22
3	湖南	6.748 836 145	65.49
4	安徽	6.636 530 495	64.94
5	山西	6.337 461 364	63.46
6	江西	5.966 976 736	61.58
全国平均值		6.911 024 992	65.67
百分标准值		15.736 305 26	100

[1] 贾晓宏. 北京居民健康素养水平全国第一［N/OL］. 北京晚报，2019-08-16.http://www.workercn.cn/28260/201908/16/190816155936402.shtml.

（二）中部地区健康服务指数比较分析

根据统计数据，中部六省中，湖北（69.23 分）、河南（66.22 分）健康服务指数高于全国平均值（65.67 分），湖南（65.49 分）、安徽（64.94 分）、山西（63.46 分）、江西（61.58 分）健康服务指数低于全国平均值（65.67 分）。中部地区健康服务指数综合表现低于全国平均水平。

湖北位居中部地区健康服务指数的首位，在榜单中排名第 9。近年来，湖北持续深化“健康湖北”建设，着力提升健康服务水平。2019 年，湖北将“健康进万家”活动作为重要抓手，坚持面向基层、面向群众、面向家庭，创新健康知识传播形式，把健康知识送到群众身边。“健康进万家”活动重点包括六大行动：一是开展宣传阵地规范化建设行动，做到点（健康文化园）、线（道路沿线标语广告牌）、面（健康宣传栏）相结合，实现市县乡村全覆盖，保证每个社区（村）都有固定的健康宣传栏，每个乡镇至少有 1 个村级健康文化大院。二是开展健康宣传巡讲行动，深入开展健康宣传进机关、进企业、进学校、进部队、进社区、进农村活动。三是开展健康生活方式普及行动，针对重点人群尤其是慢病人群，大力倡导平衡饮食、控烟限酒。四是开展传统媒体集中宣传推进行动，与电视、广播、报刊等传统媒体合作开设健康专题专栏，定期向社会发布健康信息。五是开展新媒体健康宣传创新行动，快速、精准、多样化地向群众传播健康信息。六是开展健康文化建设行动，营造人人热爱健康、追求健康的社会氛围。[1]

[1] 湖北推动“健康进万家”[N/OL].央视网，2019-06-01.http://jiankang.cctv.com/2019/06/10/ARTIYVHRdesIGaz0T5BMYTQo190610.shtml.

四　西部地区健康服务指数分析

（一）西部地区健康服务指数得分排序

表3-4　西部地区健康服务指数得分及排序

排名	省区市	健康服务指数得分	健康服务指数百分制得分
1	新疆	7.903 019 414	70.87
2	四川	7.296 898 470	68.10
3	重庆	7.073 424 581	67.04
4	陕西	6.393 276 938	63.74
5	广西	6.263 573 578	63.09
6	宁夏	6.248 169 021	63.01
7	云南	5.569 449 138	59.49
8	内蒙古	5.322 963 266	58.16
9	甘肃	5.196 156 183	57.46
10	贵州	4.980 909 690	56.26
11	青海	3.270 356 799	45.59
12	西藏	2.533 741 421	40.13
全国平均值		6.911 024 992	65.67
百分标准值		15.736 305 26	100

（二）西部地区健康服务指数比较分析

根据统计数据，在西部12省区市中，新疆（70.87分）、四川（68.10分）、重庆（67.04分）健康服务指数高于全国平均值（65.67分），陕西（63.74分）、广西（63.09 分）、宁夏（63.01 分）、云南（59.49 分）、内蒙古（58.16 分）、甘肃（57.46 分）、贵州（56.26 分）、青海（45.59 分）、西藏（40.13 分）均低于全国平均值（65.67 分）。从数据可以看出，西部地区健康服务指数综合表现低于全国平均水平。

新疆健康服务指数居于西部地区首位，在 31 个省区市榜单中排第 6 名。新疆地域辽阔，医疗资源分布不均衡，为了切实保障群众健康，新疆自 2016 年开始实施全民免费体检工作，各级医疗机构特别是基层医疗机构将健康体检与“健康咨询、健康教育、重大疾病筛查”相结合，与基本公共卫生服务和家庭医生签约相结合，加快推进家庭医生签约服务，推动了基层医疗卫生服务水平的持续改进。

2018 年，新疆在持续第三年实施的全民健康体检工作中，放宽结核病筛查范围，从 65 岁以上扩展到 15 岁以上，并对糖尿病、高血压等慢性病患者开展健康指导和咨询等项目，帮助老百姓实现“早发现、早诊断、早治疗”的同时，真正使全民健康体检更加贴近群众、服务基层。2018 年，新疆共有 1 749.23 万人参加了第三轮全民健康体检，累计投入体检资金 40.68 亿元。截至 2018 年底，新疆居民电子健康档案建档达 1 988.73 万人，建档率 96.09%。其中，老年人健康管理率达到 68.14%，高血压患者规范管理率达 80.03%，医务人员和居民对基本公共卫生服务满意度均达到 90% 以上。初步实现了“从治疗为主向预防为主”的健康保障方式转变，城乡居民自身防病意识进一步提升，获得感不断增强。[1]

[1] 潘莹.建设“健康新疆”：从“全民体检”到“全民保障”[N/OL].新华网，2019-02-11.http://www.xinhuanet.com//2019-02/11/c_1124099808.htm.

五 东北地区健康服务指数分析

（一）东北地区健康服务指数得分排序

表3–5 东北地区健康服务指数得分及排序

排名	省区市	健康服务指数得分	健康服务指数百分制得分
1	辽宁	7.519 877 564	69.13
2	吉林	6.829 890 203	65.88
3	黑龙江	6.825 742 592	65.86
全国平均值		6.911 024 992	65.67
百分标准值		15.736 305 26	100

（二）东北地区健康环境指数比较分析

根据统计数据，东北三省中，辽宁（69.13分）、吉林（65.88分）、黑龙江（65.86分）健康服务指数均高于全国平均值（65.67分），在31个省区市榜单中，辽宁、吉林、黑龙江的排名分别是第10、第15和第16名，综合表现优于全国平均水平。

辽宁“健康服务”指数在东北地区排名第一。近年来，辽宁坚持“大卫生、大健康”的发展理念，推动“以治病为中心”向“以人民健康为中心”转变，努力全方位、全周期维护人民健康。2017年起，辽宁全面开展“健康辽宁十大行动”，提出到2030年，居民健康素养达到30%以上，学校健康教育课规范开课率达100%，学生基本健康知识、基本健康技能掌握率达到90%以上等目标，全面提升群众健康素养，提高辽宁健康服务水平。

六 健康服务相关指标分析

(一)医疗开支占 GDP 比重(%)

根据统计数据(见图 3-2、表 3-6),医疗开支占 GDP 比重排在前五位的是:西藏(7.155%)、青海(4.770%)、甘肃(3.877%)、云南(3.340%)、贵州(3.221%);排在后五位的是:福建(1.306%)、山东(1.142%)、浙江(1.128%)、天津(0.982%)、江苏(0.919%)。医疗开支占 GDP 比重排在第一位的西藏比排在最后一位的江苏高 6.236 个百分点。

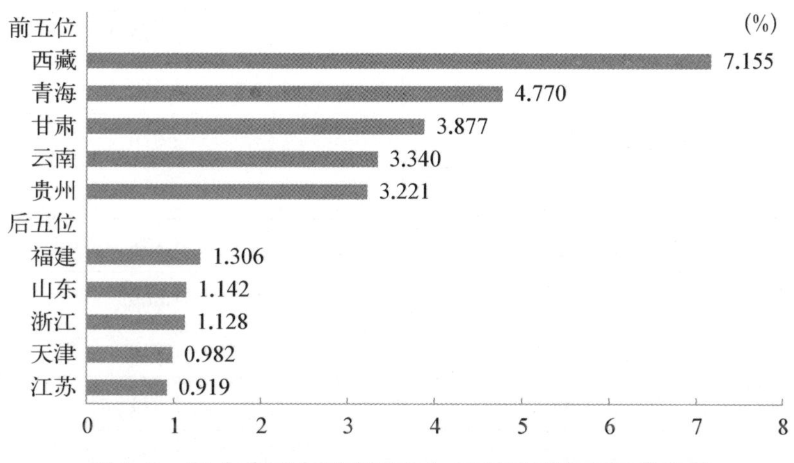

图 3-2 31 个省区市医疗开支占 GDP 比重前后五位比较

表 3-6 31 个省区市医疗开支占 GDP 比重

排 名	省 区 市	医疗开支占 GDP 比重(%)
1	西藏	7.155
2	青海	4.770
3	甘肃	3.877

（续表）

排　名	省　区　市	医疗开支占GDP比重(%)
4	云南	3.340
5	贵州	3.221
6	海南	2.854
7	宁夏	2.845
8	广西	2.766
9	江西	2.462
10	新疆	2.451
11	四川	2.248
12	安徽	2.212
13	山西	2.069
14	内蒙古	2.010
15	陕西	1.910
16	河南	1.878
17	黑龙江	1.869
18	吉林	1.868
19	重庆	1.821
20	河北	1.779
21	湖北	1.733
22	湖南	1.728
23	北京	1.527
24	广东	1.458
25	辽宁	1.438
26	上海	1.346

（续表）

排　名	省　区　市	医疗开支占GDP比重（%）
27	福建	1.306
28	山东	1.142
29	浙江	1.128
30	天津	0.982
31	江苏	0.919

根据统计数据，西藏“医疗开支占 GDP 比重”为 7.155%，蝉联榜首，青海（4.770%）、甘肃（3.877%）等地紧随其后。“医疗开支占 GDP 比重”排在前五名的均为西部地区，前十名中，西部地区占据 8 席，东部和中部地区各占 1 席。从数据可以看出，西部地区“医疗开支占 GDP 比重”指标高于全国平均水平。

西藏位于青藏高原的西南部，占青藏高原面积的一半以上，是我国西南边疆的重要门户和屏障。全区面积 120.22 万平方公里，约占全国总面积的 1/8；平均海拔 4 000 米以上，海拔 4 500 米以上的地区占全区总面积的 66.7%，素有“世界屋脊”和“地球第三极”之称。由于地形地貌和大气环流的影响，西藏空气稀薄，气压低，含氧量少，平均空气密度为海平面空气密度的 60%—70%，空气含氧量比海平面少 35%—40%；太阳辐射强，年总辐射值达到每平方厘米 140—200 千卡，是我国东部沿海地区的近两倍。高寒、缺氧、强紫外线的高原环境，多山、游牧民分散居住方式的地理环境，使得西藏长期处于“健康洼地”。

近年来，西藏自治区不断加大对医疗卫生的资金投入，落实卫生惠民政策，切实改善居民的医疗环境。目前，西藏城镇基本医保实现了自治区级统筹，参保率达 95% 以上，基本形成了覆盖城乡的基本医疗保障网。需要指出的是，西藏医疗开支虽然在 GDP 上占比最高，但因其 GDP 总量不占优势，故而绝对值不占优势。西藏健康事业能够取得长足进步，跟国家的政策倾斜和财政上的大力支持密不可分。中央政府对农牧民一直实行特殊的免费医疗政策。西藏农牧区实行这一医疗制度的县、乡覆盖率均达到 100%，门诊费用得到 100% 报销补偿，住院费用报销补偿最高达 90%。

党的十八大以来，以习近平同志为核心的党中央十分重视西藏工作。中央第六次西藏工作座谈会作出开展医疗人才“组团式”援藏工作的重大决策。2015 年 6 月，中央组织部、原国家卫计委等部委启动实施医疗人才组团式援藏工作，由原国家卫计委和北京、上海、安徽、广东、重庆、辽宁、陕西 7 个对口支援省市指派医院，组团选派医疗骨干，支持西藏自治区人民医院和 7 个地（市）人民医院专科建设和医疗人才队伍建设。医疗“组团式”援藏给西藏诊疗水平带来了巨大变化，2019 年 5 月 23 日，国家卫生健康委员会在北京召开新闻发布会宣布，西藏人均预期寿命已由解放初期的 35.5 岁提高至目前的 70.6 岁，孕产妇死亡率由解放初期的 5 000/10 万下降到 56.52/10 万，婴儿死亡率由解放初期的 430‰ 下降到 11.59‰，提前完成 2020 年预期目标。[1]

（二）医疗卫生支出占财政支出的比重（%）

根据统计数据（见图 3–3、表 3–7），医疗卫生支出占财政支出比重排在前五位的是：广西（10.437%）、河南（10.184%）、江西（9.637%）、安徽（9.635%）、云南（9.575%）；排在后五位的是：北京（6.270%）、新疆（5.751%）、西藏（5.577%）、天津（5.548%）、上海（5.461%）。医疗卫生支出占财政支出的比重排在第一位的广西比排在最后一位的上海多 4.976 个百分点。

[1] 张文康.国家卫生健康委：西藏人均预期寿命比解放初期提高35岁［N/OL］.健康界，2019–05–23. https://www.cn-healthcare.com/article/20190523/content–519423.html.

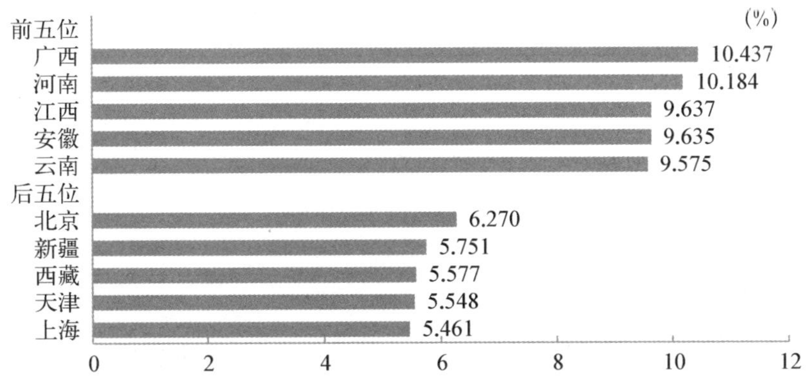

图3-3 31个省区市医疗卫生支出占财政支出比重前后五位比较

表3-7 31个省区市医疗卫生支出占财政支出比重

排　名	省　区　市	医疗卫生支出占财政支出比重(%)
1	广西	10.437
2	河南	10.184
3	江西	9.637
4	安徽	9.635
5	云南	9.575
6	四川	9.563
7	贵州	9.457
8	河北	9.114
9	湖北	9.038
10	福建	8.976
11	山东	8.957
12	海南	8.821
13	甘肃	8.753
14	广东	8.695

（续表）

排　名	省　区　市	医疗卫生支出占财政支出比重(%)
15	陕西	8.654
16	山西	8.554
17	湖南	8.530
18	青海	8.181
19	重庆	8.159
20	浙江	7.758
21	吉林	7.494
22	江苏	7.434
23	内蒙古	7.141
24	宁夏	7.137
25	辽宁	6.899
26	黑龙江	6.403
27	北京	6.270
28	新疆	5.751
29	西藏	5.577
30	天津	5.548
31	上海	5.461

根据统计数据，广西“医疗卫生支出占财政支出比重”跃居榜首，达到 10.437%，河南（10.184%）、江西（9.637%）紧随其后。在“医疗卫生支出占财政支出”的 31 个省区市榜单中，各区域交错排列，区域差异不太明显。

从数据可以看出，全国各地都在持续加大医疗卫生投入力度。以排名第一的广西为例，近年来，广西持续加大医疗卫生投入力度，建立健全了覆盖城乡居民的基本医疗卫生制度。2009 年至 2018 年，广西各级财政医疗卫生支出 2 473.81 亿元，其中公立医院投入 324.58 亿元，医疗保障体系建设投入 1 592.89 亿元。截至 2018 年底，广西城乡居民基本医疗保险参保率稳定在 97%以上，政府补助从 2008 年每人每年 80 元提高到 2018 年的 490 元，职工医保、城乡居民医保统筹基金最高支付限额分别达到当地职工年平均工资和城镇居民可支配收入的 6 倍，切实减轻了群众的医疗费用负担。广西 100% 的政府办基层医疗卫生机构和 96% 的行政村卫生室实施国家基本药物制度，医疗费用上涨势头得到有效控制。目前，广西共建立县域医共体、三二医联体 494 个，县域内就诊率接近 90%，群众就医获得感不断增强。[1]

需要指出的是，由于不同地区经济总量存在显著差异，北京、上海、天津等地虽然医疗卫生在财政支出中占比偏低，但其医疗卫生支出的绝对值依然占据优势，其健康服务的综合水平也排在全国前列。

（三）人均卫生费用（元 / 人）

根据统计数据（见图 3–4、表 3–8），人均卫生费用排在前五位的是：北京（9 429.73 元 / 人）、上海（7 595.98 元 / 人）、天津（5 294.21 元 / 人）、浙江（4 603.84 元 / 人）、江苏（4 200.21 元 / 人）；排在后五位的是：山西（2 650.33 元 / 人）、河南（2 594.03 元 / 人）、广西（2 557.03 元 / 人）、贵州（2 472.37 元 / 人）、江西（2 374.79 元 / 人）。人均卫生费用排在第一位的北京比排在最后一位的江西多 7 054.94 元 / 人。

[1] 周藤静，李杰，曾军，苏晖. 广西医药卫生体制改革成效显著　我区出台奖补实施办法鼓励企业研发投入[N/OL]. 广西新闻发布，2019–07–25.http://www.sohu.com/a/329346825_120057057.

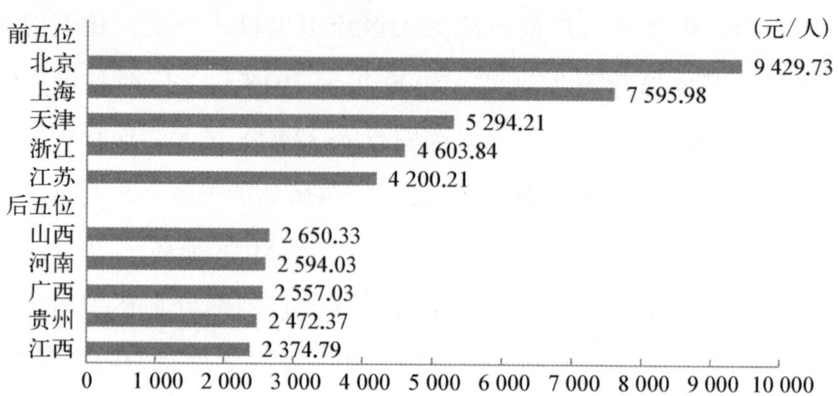

图3-4　31个省区市人均卫生费用前后五位比较

表3-8　31个省区市人均卫生费用

排　名	省　区　市	人均卫生费用(元/人)
1	北京	9 429.73
2	上海	7 595.98
3	天津	5 294.21
4	浙江	4 603.84
5	江苏	4 200.21
6	青海	4 043.05
7	新疆	4 012.89
8	广东	3 812.46
9	西藏	3 780.94
10	宁夏	3 730.50
11	内蒙古	3 599.67
12	陕西	3 535.66
13	吉林	3 501.19
14	重庆	3 492.19

（续表）

排　名	省　区　市	人均卫生费用(元/人)
15	辽宁	3 390.89
16	山东	3 372.70
17	海南	3 306.78
18	湖北	3 270.56
19	四川	3 238.64
20	福建	3 226.83
21	黑龙江	3 133.43
22	甘肃	2 889.18
23	湖南	2 820.97
24	云南	2 754.12
25	河北	2 710.58
26	安徽	2 652.17
27	山西	2 650.33
28	河南	2 594.03
29	广西	2 557.03
30	贵州	2 472.37
31	江西	2 374.79

根据统计数据，在“人均卫生费用”的榜单中，北京以 9 429.73 元 / 人蝉联榜首，上海（7 595.98 元 / 人）、天津（5 294.21 元 / 人）紧随其后。在榜单前十名中，东部地区占据 6 席，西部地区占据 4 席。从数据来看，我国 31 个省区市“人均卫生费用”较前一年均有不同幅度的增加。“人均卫生费用”排名前五位的省市，与去年排名相同，且均有大幅增长，北京和上海的上升金额更是超过 2 000 元 / 人。

第一名和最后一名的差距，也由 5 564.66 元 / 人上升为 7 054.94 元 / 人。

需要指出的是，“人均卫生费用”同为第一梯队的北京、上海、天津、浙江、江苏，彼此之间的差异十分显著。北京、上海和天津作为直辖市的优势非常突出。若将北京、上海、天津单列，其他相邻名次地区之间的差异并不过于突出。此外，同样值得关注的是人均卫生费用的使用绩效。比如青海、新疆、西藏和宁夏，其人均卫生费用排在榜单前十名之内，但其健康服务综合指数排名却并不理想，因此，需要特别注意向效益高的先进地区学习，提升健康服务的整体水平。

（四）政府卫生支出占卫生总费用的比重（%）

根据统计数据（见图 3–5、表 3–9），政府卫生支出占卫生总费用比重排在前五位的是：西藏（68.45%）、青海（46.64%）、贵州（45.88%）、江西（42.93%）、广西（38.45%）；排在后五位的是：上海（23.43%）、北京（22.84%）、江苏（22.42%）、浙江（21.67%）、辽宁（21.33%）。政府卫生支出占卫生总费用比重排在第一位的西藏比排在最后一位的辽宁高 47.12 个百分点。

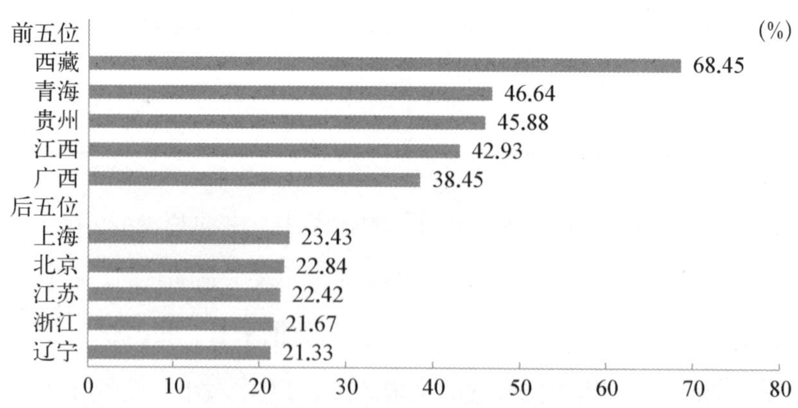

图 3–5　31 个省区市政府卫生支出占卫生总费用比重前后五位比较

表3-9　31个省区市政府卫生支出占卫生总费用比重

排　名	省　区　市	政府卫生支出占卫生总费用比重(%)
1	西藏	68.45
2	青海	46.64
3	贵州	45.88
4	江西	42.93
5	广西	38.45
6	海南	38.43
7	甘肃	37.66
8	云南	36.03
9	宁夏	33.99
10	内蒙古	33.50
10	安徽	33.50
12	河南	32.13
13	重庆	31.91
14	湖北	31.76
15	山西	31.74
16	福建	31.08
16	新疆	31.08
18	四川	29.32
19	吉林	29.26
20	湖南	29.11
21	陕西	29.05
22	河北	28.04
23	广东	27.63

（续表）

排　名	省　区　市	政府卫生支出占卫生总费用比重（%）
24	天津	25.60
25	山东	24.24
26	黑龙江	24.15
27	上海	23.43
28	北京	22.84
29	江苏	22.42
30	浙江	21.67
31	辽宁	21.33

根据统计数据，西藏以“68.45%”的比重占据榜首，青海（46.64%）、贵州（45.88%）紧随其后。在“政府卫生支出占卫生总费用比重”榜单前十名的 11 个地区中（注：内蒙古、安徽并列第十名），西部地区占据 8 席，中部地区占据 2 席，东部地区占据 1 席，可见西部地区“政府卫生支出占卫生总费用比重”明显高于全国平均值。

从数据可以看出，在经济欠发达地区，政府卫生支出占卫生总费用比重相对偏高，医疗卫生费用来源相对单一，主要依赖于政府财政。在上海、北京等经济发达地区，政府卫生支出占卫生总费用比重相对偏低，医疗卫生费用筹资渠道更加多样化。比如北京，其人均卫生费用位居榜首，高达 9 429.73 元，但政府卫生支出占卫生总费用比重只有 22.94%。

（五）每万人口全科医生数（人 / 万人）

根据统计数据（见图 3-6、表 3-10），每万人口全科医生数排在前五位的是：浙江（5.39 人 / 万人）、北京（3.96 人 / 万人）、上海（3.51 人 / 万人）、江苏（3.43 人 / 万人）、天津（2.41 人 / 万人）；排在后五位的是：江西（1.14 人 / 万人）、云南（1.09 人 / 万人）、湖南（1.03 人 / 万人）、陕西（0.93 人 / 万人）、西藏（0.73 人 / 万人）。每万人口全科医生数排在第一位的浙江比排在最后的西藏多 4.66 人 / 万人。

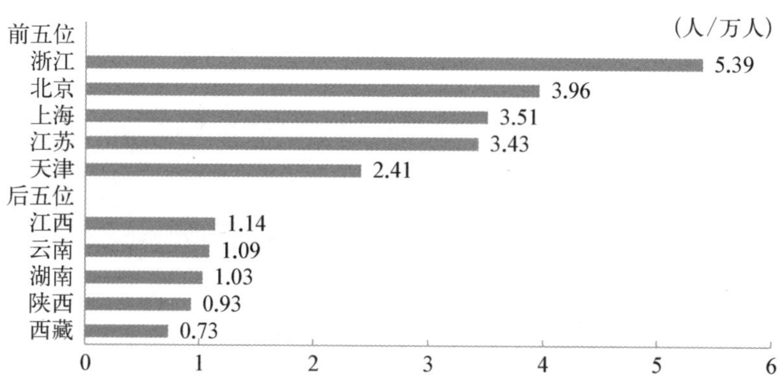

图3-6　31个省区市每万人口全科医生数前后五位比较

表3-10　31个省区市每万人口全科医生数

排　名	省　区　市	每万人口全科医生数(人/万人)
1	浙江	5.39
2	北京	3.96
3	上海	3.51
4	江苏	3.43
5	天津	2.41
6	青海	2.06
7	广东	2.03
8	吉林	1.89

（续表）

排　名	省　区　市	每万人口全科医生数（人/万人）
9	新疆	1.81
10	福建	1.76
11	山西	1.72
12	安徽	1.67
13	河南	1.63
14	内蒙古	1.58
15	湖北	1.52
16	甘肃	1.46
17	辽宁	1.44
18	贵州	1.40
19	四川	1.37
20	山东	1.36
20	宁夏	1.36
22	河北	1.33
23	广西	1.28
24	重庆	1.26
25	海南	1.22
26	黑龙江	1.19
27	江西	1.14
28	云南	1.09
29	湖南	1.03
30	陕西	0.93
31	西藏	0.73

全科医生是处理常见病、多发病及一般急症的多面手，常以家访的形式上门处理家庭的病人，根据病人的各自不同的情况建立各自的家庭病床和各自的医疗档案。在国外，全科医生占医生总数30%—60%以上，卫生业务量占一半以上，是家庭成员的健康使者。在我国，全科医生主要在基层医疗机构承担常见病多发病诊疗和转诊、预防保健、疾病康复、慢性病管理等服务，为个人和家庭提供综合性和个性化的医疗卫生服务。2011年7月，国务院印发《关于建立全科医生制度的指导意见》(国发〔2011〕23号)，我国全科医生建设被纳入制度化轨道。党的十九大报告明确要求“加强基层医疗卫生服务体系和全科医生队伍建设”。

根据统计数据，在“每万人口全科医生数”的31个省区市榜单中，浙江(5.39人/万人)位居榜首，北京(3.96人/万人)、上海(3.51人/万人)紧随其后。从区域分布来看，在“每万人口全科医生数”榜单前十名中，东部地区占据7席，西部地区占据2席，东北地区占据1席，东部地区占据显著优势。

浙江是国内全科医生制度起步较早的省份之一，多年来一直致力于全科医生的培养。2011年起，浙江逐渐建立院校教育、毕业后教育、继续医学教育连续统一的全科医生培养培训体系。在全科医生规范化培训进程中，浙江不断探索，推陈出新。其中，邵逸夫医院联合凯旋街道社区卫生服务中心，探索“四早四进”培训模式，以“三年滚动、分层递进”为培养思路，在培训计划设置上突出“早进临床、早进门诊、早进基层、早进社区”四个特点，第一年注重学员病史询问、体格检查基本功的培养；第二年注重学员临床诊断思维训练的培养；第三年突出学员的诊疗技术的正确性，要求学员能独立处理病人。培训全程实行一对一导师带教，并开展多维度双向考核测评。经过这样的培养，有效提升了基层全科医生全科门诊运作能力、医养护一体化服务能力、慢病管理能力、常用适宜技术操作能力、签约服务团队领导能力等岗位胜任能力。

同时，浙江采取多种措施稳定全科医生队伍。一是积极推进社区首诊制度。充分发挥医保政策对社区首诊和分级诊疗执行的刚性作用，使90%的患者沉淀到社区基层，使全科医生真正承担起健康守门人的作用。二是积极改革薪酬制度。建立符合全科医生岗位特点的薪酬制度，探索薪酬分配制度，采取绩效工资+人头费+技术服务费+特殊补贴（偏远地区补贴、加班费、夜班费等）的分配方式，打破收支两条线、大锅饭的分配方式，体现全科医生的劳动价值，保障全科医生应有的待遇水平。三是拓展职业发展路径。大力推进有效的签约服务，使每个全科医生形成自己的服务范围和服务群体，建立居民的信任度和依赖度，使全科医生在服务中有被认可感和获得感，使其坚定自己的职业选择而有稳定的职业思想。[1]

（六）每万人口医疗卫生机构健康检查人数（人/万人）

根据数据（见图3–7、表3–11），每万人口医疗卫生机构健康检查人数排在前五位的是：西藏（5 270.193人/万人）、浙江（4 895.879人/万人）、新疆（4 843.159人/万人）、上海（3 968.558人/万人）、广东（3 965.977人/万人）；排在后五位的是：云南（2 094.101人/万人）、内蒙古（2 046.134人/万人）、河北（1 998.236人/万人）、吉林（1 681.592人/万人）、黑龙江（1 630.608人/万人）。每万人口医疗卫生机构健康检查人数排在第一位的西藏比排在最后一位的黑龙江多3 639.59人/万人。

[1] 梁婧娴，王莹.留住“健康守门人”：浙江已实现每万人4名全科医生[N/OL].浙江在线，2018–02–14. http://health.zjol.com.cn/ycxw/201802/t20180214_6600236.shtml.

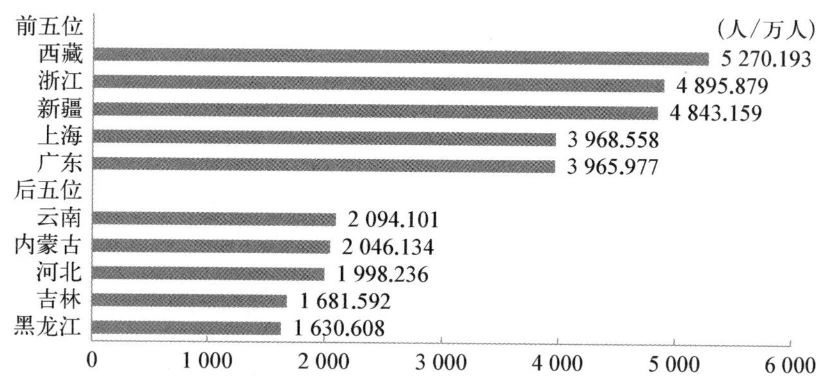

图3-7　31个省区市每万人口医疗卫生机构健康检查人数前后五位比较

表3-11　31个省区市每万人口医疗卫生机构健康检查人数

排　名	省　区　市	每万人口医疗卫生机构健康检查人数(人/万人)
1	西藏	5 270.193
2	浙江	4 895.879
3	新疆	4 843.159
4	上海	3 968.558
5	广东	3 965.977
6	北京	3 835.509
7	江苏	3 810.807
8	四川	3 680.251
9	天津	3 529.563
10	江西	3 247.485
11	山东	3 150.934
12	河南	3 128.032
13	青海	3 077.538
14	甘肃	3 020.964

（续表）

排　名	省　区　市	每万人口医疗卫生机构健康检查人数（人/万人）
15	宁夏	2 899.145
16	广西	2 876.053
17	湖北	2 855.49
18	福建	2 600.188
19	陕西	2 598.140
20	重庆	2 569.177
21	海南	2 464.269
22	安徽	2 405.852
23	湖南	2 372.642
24	贵州	2 362.045
25	山西	2 331.804
26	辽宁	2 187.663
27	云南	2 094.101
28	内蒙古	2 046.134
29	河北	1 998.236
30	吉林	1 681.592
31	黑龙江	1 630.608

根据统计数据，在31个省区市中，西藏“每万人口医疗卫生机构健康检查人数”为5 270.193人/万人，跃居第一，浙江（4 895.879人/万人）、新疆（4 843.159人/万人）紧随其后。从区域分布来看，榜单的前十名中，东部地区占据6席，西部地区占据3席，中部地区占据1席。可以看出，东部地区“每万人口医疗卫生机构健康检查人数”综合表现居于优势。

西藏“每万人口医疗卫生机构健康检查人数”居于榜首。西藏自 2012 年开始开展免费体检，体检标准从人均 50 元提高到 2018 年的 100 元，由自治区、地（市）和县（区）财政统一承担。医护人员进村、进社区、进寺庙，提供涵盖内科、外科、眼科、耳鼻喉科、口腔科、妇科以及血液、B 超等项目的检查，每名参检人员都建立了健康档案。除常规项目外，免费体检还针对高原发病特点和不同人群开展特殊检查。6 岁以下儿童重点筛查有无先天性心脏病；60 岁以上老人重点筛查有无高原性慢性疾病和白内障等；西藏高发的寄生虫病、包虫病也已列入常规体检项目，确诊病人可在定点医院接受免费手术治疗。[1]

广东在“每万人口医疗卫生机构健康检查人数”榜单中排名第五。近年来，广东以建设健康广东、打造卫生强省为引领，深化医药卫生体制改革，加强基层医疗卫生服务能力建设。同时，持续推进免费体检服务，为 65 周岁以上老年人建立健康档案，提供免费体检服务。2018 年，广东省惠州市启动全民免费体检服务。在政府的有力推动下，健康检查在广东渐成共识。

（七）公立和民营医院病床使用率（%）

根据统计数据（见图 3-8、表 3-12），公立和民营病床使用率排在前五位的是：上海（95.4%）、湖北（92.7%）、四川（91.3%）、浙江（89.4%）、河南（88.4%）；排在后五位的是：吉林（77.6%）、山西（77.6%）、内蒙古（74.7%）、西藏（72.1%）、青海（70.6%）。公立和民营医院病床使用率排在第一位的上海比排在最后一位的青海高 24.8 个百分点。

[1] 西藏连续七年开展免费体检惠及300万人［N/OL］.新华网，2018-04-07.http://www.xinhuanet.com/photo/2018-04/07/c_1122646016.htm.

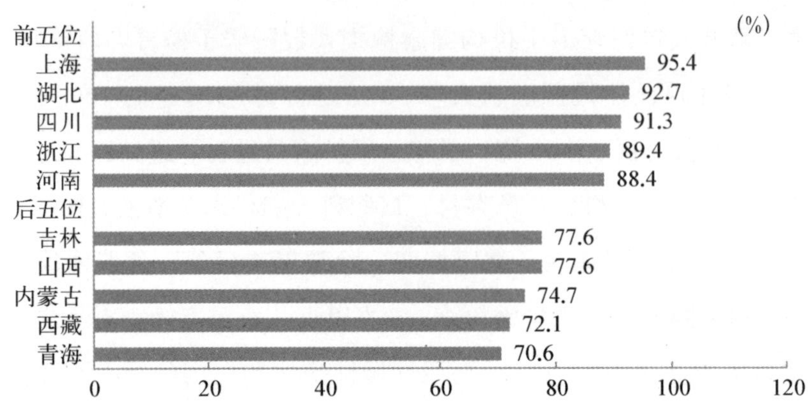

图3-8 31个省区市公立和民营医院病床使用率前后五位比较

表3-12 31个省区市公立和民营医院病床使用率

排名	省区市	公立和民营医院病床使用率(%)
1	上海	95.4
2	湖北	92.7
3	四川	91.3
4	浙江	89.4
5	河南	88.4
6	广西	87.7
7	江苏	87.5
8	安徽	86.2
9	江西	85.8
10	湖南	85.2
11	新疆	85.0
12	重庆	84.1
13	广东	84.0
14	河北	83.7
14	陕西	83.7

（续表）

排名	省区市	公立和民营医院病床使用率(%)
16	山东	83.4
17	云南	83.2
18	福建	83.1
19	北京	82.4
20	辽宁	82.0
21	甘肃	81.6
22	海南	81.1
23	宁夏	80.8
24	贵州	79.9
25	黑龙江	78.9
26	天津	78.1
27	山西	77.6
27	吉林	77.6
29	内蒙古	74.7
30	西藏	72.1
31	青海	70.6

根据统计数据，上海“公立和民营病床使用率”为95.4%，蝉联第一，湖北（92.7%）、四川（91.3%）紧随其后，“公立和民营病床使用率”均超过90%，夺得前三甲。从整个榜单来看，“公立和民营病床使用率”使用率超过80%的有23个省区市。从区域分布来看，“公立和民营病床使用率”数据彼此交错，区域差异不太显著，呈现相对平衡的态势。

近年来，上海不断健全完善三级医疗卫生服务网络，优质医疗卫生资源均衡布局，每个郊区至少有一所三级医院。上海已成为异地患者流入最多的地区，服务长三角乃至全国的能力不断增强。在全国首创医联体、家庭医生制度、“社会人”模式住院医师规范化培训制度、少儿互助医疗保障模式，开疾病预防、卫生监管改革之先河。[1] 上海在持续加大医疗卫生资源投入的同时，高度重视提高医疗资源利用效率，“公立和民营病床使用率”连续多年排名全国第一，走出了一条规模与效益并重的健康服务之路。

（八）每万人口家庭卫生服务人次数（人次 / 万人）

根据统计数据（见图 3–9、表 3–13），每万人口家庭卫生服务人次数排在前五位的是：西藏（781.493 人次 / 万人）、青海（661.401 人次 / 万人）、江苏（551.634 人次 / 万人）、安徽（507.067 人次 / 万人）、广东（501.552 人次 / 万人）；排在后五位的是：贵州（133.592 8 人次 / 万人）、河北（121.492 8 人次 / 万人）、黑龙江（118.208 人 / 万人）、陕西（79.819 人次 / 万人）、海南（59.829 人次 / 万人）。每万人口家庭卫生服务人次数排在第一位的西藏比排在最后一位的海南高 721.664 人次 / 万人。

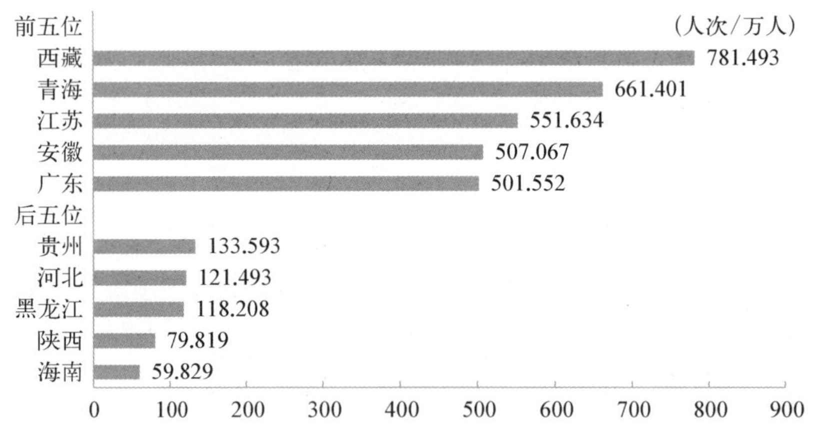

图3–9　31个省区市每万人口家庭卫生服务人次数前后五位比较

[1] 李蓓.改革开放40年　申城发布卫生改革发展20件大事［N/OL］.东方网，2018–12–10.http://sh.eastday.com/m/20181210/u1a14441782.html.

表3-13　31个省区市每万人口家庭卫生服务人次数

排　名	省　区　市	每万人口家庭卫生服务人次数（人次/万人）
1	西藏	781.493
2	青海	661.401
3	江苏	551.634
4	安徽	507.067
5	广东	501.552
6	新疆	396.050
7	上海	386.160
8	宁夏	385.060
9	四川	377.095
10	天津	310.404
11	湖北	302.171
12	北京	298.809
13	内蒙古	295.534
14	浙江	291.084
15	山西	278.748
16	山东	242.531
17	吉林	221.192
18	湖南	188.075
19	甘肃	183.788
20	辽宁	181.295
21	河南	180.761
22	福建	173.662
23	广西	172.825

（续表）

排　名	省　区　市	每万人口家庭卫生服务人次数（人次/万人）
24	重庆	164.912
25	云南	144.918
26	江西	141.252
27	贵州	133.593
28	河北	121.493
29	黑龙江	118.208
30	陕西	79.819
31	海南	59.829

目前，家庭医生制度在全国范围普遍推开，取得了长足进步。根据统计数据，在“每万人口家庭卫生服务人次数”的榜单中，西藏（781.493 人次 / 万人）排名第一，青海（661.401 人次 / 万人）、江苏（551.634 人次 / 万人）紧随其后。在以上 31 个省区市中，“每万人口家庭卫生服务人次数”超过 100 人次 / 万人的有 29 个地区，海南“每万人口家庭卫生服务人次数”为 59.829 人次 / 万人，排在榜尾。

西藏“每万人口家庭卫生服务人次数”跃升榜首。近年来，西藏以家庭医生签约服务为抓手，深入推进基层医疗卫生工作创新管理和服务，确保城镇和农牧民群众就近就地获得更加安全、有效、便捷的医疗卫生服务。截至 2018 年 5 月，西藏已组建家庭医生团队 3 789 个，签约 107 万人次，签约覆盖率达 34.51%，老年人、慢性疾病患者等重点人群签约覆盖率达 62.87%。[1]

---

[1] 张京品. 西藏家庭医生签约覆盖率逾三成［N/OL］. 新浪网，2018-05-21.http://k.sina.com.cn/article_213815211_0cbe8fab020008e2l.html.

江苏“每万人口家庭卫生服务人次数”排名第三。截至 2018 年 5 月，江苏共有 8.1 万家庭医生，2 600 多万居民已经签约，签约率 33.5%。据悉，家庭医生签约服务将不局限于“老弱病残”，“上班族”也可根据需要申请。在此基础上，为了满足群众对家庭医生签约服务的个性化、多样化需求，江苏围绕 11 类重点人群的 800 多项常见健康服务需求，在全国首创自主研发《江苏省家庭医生签约服务项目库》，供家庭医生和签约居民协商后灵活组合实现“点单式”签约。各地可以据此设计自己的菜单，让签约服务更有针对性。2018 年 5 月以来江苏已有 50 个基层单位试点，并正向全省进行推广。[1]

广东“每万人口家庭卫生服务人次数”排名第五。早在 2013 年，广东便启动了家庭医生签约服务试点，优先服务人群是老人、孕产妇、儿童、残疾人以及慢性病患者和严重精神障碍患者。此后，广东省出台《广东省加快推进家庭医生签约服务制度的指导方案》，提出到 2020 年，签约服务要扩大至全部人群，基本实现家庭医生签约服务制度的全覆盖。截至 2019 年 1 月，广东 100% 的社区卫生服务中心和镇卫生院开展了签约服务，签约服务覆盖率和重点人群签约服务覆盖率分别为 34.42% 和 70.96%。[2]

（九）每万人口公众健康教育活动（次 / 万人）

根据数据（见图 3-10、表 3-14），每万人口公众健康教育活动排在前五位的是：青海（2.463 次 / 万人）、内蒙古（1.954 次 / 万人）、陕西（1.174 次 / 万人）、甘肃（1.162 次 / 万人）、宁夏（0.677 次 / 万人）；排在后五位的是：安徽（0.204 次 / 万人）、重庆（0.199 次 / 万人）、广西（0.134 次 / 万人）、北京

[1] 顾小萍．江苏省卫计委：家庭医生签约服务对普通市民已开放［N/OL］．南京日报，2018-05-24.http://js.people.com.cn/n2/2018/0524/c360306-31620735.html.

[2] 项铮．广东省卫生健康委：100%服务网点开展了家庭医生签约服务［N/OL］．中国科普网，2019-01-07.http://www.kepu.gov.cn/www/article/dtxw/529ec48cd9994372b50c80176ec4dbb5.

（0.120 次 / 万人）、新疆（0.117 次 / 万人）。每万人口公众健康教育活动排在第一位的青海比排在最后一位的新疆高 2.346 次 / 万人。

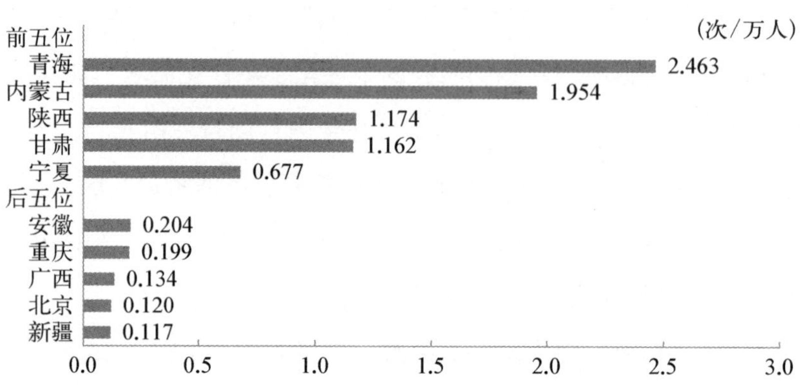

图 3-10　31 个省区市每万人口公众健康教育活动前后五位比较

表 3-14　31 个省区市每万人口公众健康教育活动

排　名	省　区　市	每万人口公众健康教育活动（次 / 万人）
1	青海	2.463
2	内蒙古	1.954
3	陕西	1.174
4	甘肃	1.162
5	宁夏	0.677
6	西藏	0.641
7	贵州	0.595
8	河南	0.565
8	湖南	0.565
10	黑龙江	0.538
11	云南	0.527
12	辽宁	0.522

（续表）

排名	省区市	每万人口公众健康教育活动(次/万人)
13	四川	0.449
14	河北	0.429
15	海南	0.417
16	浙江	0.359
16	福建	0.359
18	吉林	0.357
19	湖北	0.354
20	山西	0.331
21	山东	0.322
22	江西	0.312
23	江苏	0.308
24	天津	0.256
25	广东	0.212
26	上海	0.209
27	安徽	0.204
28	重庆	0.199
29	广西	0.134
30	北京	0.120
31	新疆	0.117

根据统计数据，在“每万人口公众健康教育活动”的省区市榜单中，青海（2.463 次 / 万人）跃居榜首，内蒙古（1.954 次 / 万人）、陕西（1.174 次 / 万人）紧随其后。从区域分布来看，榜单的前十名中，西部地区占据 7 席，中部地区

占据2席，东北地区占据1席。在榜单的后十名中，东部地区占据5席，中部地区占据2席，西部地区占据3席。可以看出，西部地区“每万人口公众健康教育活动”的综合表现优于全国，但区域内数据不平衡。

青海“每万人口公众健康教育活动”位居榜首。青海高度重视健康教育活动，从2001年起，青海连续18年深入农村牧区，持续开展健康教育活动，每年选择不同地区，确定不同主题，以省、州、县三级联动机制和“七进”模式，开展大型健康宣传活动，广泛传播健康知识。2016年，青海省健康教育万里行工作品牌入选第九届全球健康促进大会优秀实践案例并进行大会交流，荣登国际平台，成为全国的健康教育促进品牌。2018年，青海健康教育万里行工作团队克服高寒缺氧等困难，辗转四州四县，行程5 000余公里，共组织大型广场义诊宣传活动4场，开设健康知识大讲堂38场，参与人群近5万人次；发放各类健康知识材料18.3万份，义诊3 900人次，开展贫困地区居民健康素养知识问卷调查840份。同时，万里行活动再次走进寺院，让寺院僧人面对面接受健康知识，并让宗教人士成为健康知识的倡导者、传播者，成为活动亮点。[1]

河南“每万人口公众健康教育活动”在榜单中排第8名，在中部地区中位居第一。近年来，河南高度重视公众健康教育活动，不断深化拓展健康教育活动方式。2019年，河南省卫生健康委、省文明办、省教育厅、省扶贫办联合印发《河南省贫困地区健康促进“321”工作模式方案》，提出到2020年实现贫困地区居民健康教育全覆盖，省市县各级建成健康教育骨干队伍并实现培训全覆盖；2019年20%的贫困县中小学校、2020年50%的中小学校达到健康促进学校标准；2020年各贫困县区（贫困人口所在县区）居民健康素养水平较2018年提高60%。《方案》明确要结合“健康中原行·大医献爱心”健康扶贫志愿服务

[1] 打造健康中国行暨健康教育万里行活动“青海模式”[N/OL].青海新闻网，2018-12-20.https://baijiahao.baidu.com/s?id=1620332510386837362&wfr=spider&for=pc.

专项行动，在2018—2020年，重点通过“3进”，即健康教育进家庭、进乡村、进学校；“2建”，即加强基层健康教育阵地建设和队伍建设；“1帮扶”，即省市三级医院、省级健康促进示范医院对口帮扶贫困县，快速提升居民健康素养水平等。[1]

七 “上海健康云”：健康服务的上海案例[2]

“上海健康云”统筹了上海卫生健康信息惠民资源，凭借大数据、物联网、移动互联网等先进技术，为市民提供“互联网+医疗健康”新型智慧服务。截至2019年4月，“上海健康云”平台已实现16个区的二三级医院和243家社区卫生服务中心全覆盖，目前注册370余万用户；体征测量人数超191万人，测量1 835万人次；健康档案查询31万人次；接种查询3.24万人次；慢病管理患者近91万。依靠不断完善的大数据应用技术，“上海健康云”的个人健康管理应用服务日趋丰富。

目前，市民可通过“上海健康云”居民端获取以下7项服务内容：

——健康档案查询。实名认证成功后点击“健康档案”功能，即可轻松查阅自己在上海各级公立医院的各项医疗信息，就诊记录、检验报告、用药清单、住院史等以往档案触手可及。

——家庭医生咨询。点击“家庭医生”功能立即查看签约医生，有问题在线咨询家庭医生，获得更专业的健康指导服务。超过24小时未回答的情况下，问题转至问答广场，由平台上的其他家庭医生回答问题。

——慢病管理。点击“慢病管理”功能立即获得专业医生为您量身定制的

[1] 河南省卫生健康委员会.河南省出台贫困地区健康促进“321”工作模式方案[N/OL].河南省人民政府网，2019-01-24.https://www.henan.gov.cn/2019/01-24/732311.html.

[2] “上海健康云”7项服务让370万用户享受新型健康服务[N/OL].健康界，2019-04-30.https://www.cn-healthcare.com/article/20190430/content-518489.html.

慢病管理方案。慢性病高危人群和患者可通过“上海健康云”APP 的“慢病管理”功能，实现糖尿病等慢性病的在线评估、体征测量记录、用药提醒、随访提醒、报告查看等慢性病的自主管理服务。

——体征指标测量。点击“免费测量点”功能轻松找到离您最近的测量点，测量的体征数据会实时上传至 APP 内，供您查看管理。居民通过“智慧健康小屋”实现自助测试血压、血糖、体脂、胆固醇、尿酸等 12 项体征指标，体征测量数据会实时上传到个人健康档案，供市民及其家庭医生查阅、分析，如超出标准值的，由家庭医生根据情况反馈建议进行干预。

——预约接种。市民可通过“上海健康云”APP 的“智慧接种”功能，关联儿童信息，在上海部分社区预约儿童接种时间，获取接种信息，实现线下优先接种。

——亲情账户。点击“家庭”功能绑定亲情账户后，您可实时查阅亲友的血压、血糖等健康数据及健康档案，帮亲友挂号预约，帮孩子预约疫苗，助您全方位关爱家人。

——预约挂号。点击“预约挂号”选择所需预约的医院、科室及专家即可快速挂号，免去您现场排队烦恼。目前，这一系统已建成汇集上海所有三级二级医院的统一号源池。

同时，“上海健康云”还提供家庭医生网上签约服务，突破了传统单一的线下签约方式，实现在线签约、有效管理。

第四章

健康中国保障指数

健康保障关系着每一个人、每一个家庭的民生福祉，老有所养，病有所医是人民的热切期盼，健康保障是否完善是社会文明程度的重要标志之一，是各国政府的重要施政目标。我国一直致力于建立和完善健康保障体系。改革开放以来特别是党的十八大以来，伴随着我国经济快速平稳发展、综合国力和公共财力不断增强，我国建成了世界上规模最大、覆盖人数最多的健康保障体系，为近 14 亿人口提供养老、医疗、就业、社会救助的安全网络，缓解了各种社会风险，实现了由城镇职工的“单位保障”向统筹城乡的“社会保障”的根本性转变，健康保障水平逐年提高，民生保障网络不断完善，走出了一条中国特色的健康保障道路，积累了宝贵经验。

一　健康中国保障指数分析

（一）31 个省区市健康保障指数得分及排序

根据统计数据，31 个省区市健康保障指数百分制得分排在前五位的是：海南（83.94 分）、辽宁（82.90 分）、黑龙江（82.05 分）、山西（81.96 分）、内蒙古（81.32 分）；排在后五位的是：重庆（74.64 分）、宁夏（73.24 分）、四川（72.10 分）、贵州（69.81 分）、西藏（44.07 分）。排在第一位的海南比最后一位的西藏高 39.87 分（见图 4-1、表 4-1）。

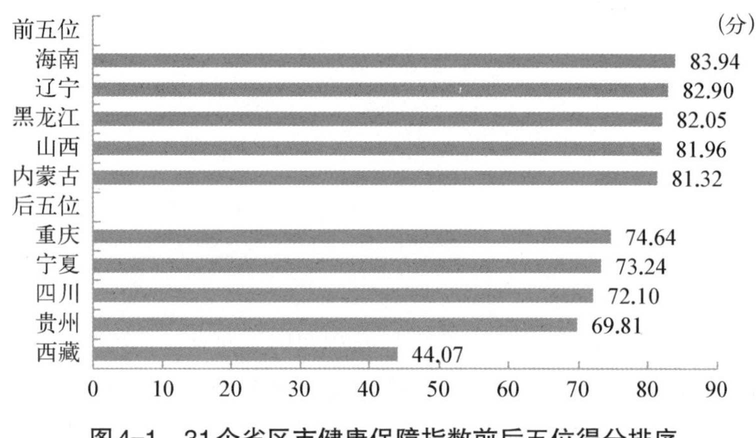

图 4-1　31 个省区市健康保障指数前后五位得分排序

表 4-1　31 个省区市健康保障指数得分及排序

排名	省区市	健康保障指数得分	健康保障指数百分制得分
1	海南	10.774 235 91	83.94
2	辽宁	10.507 348 73	82.90
3	黑龙江	10.293 414 33	82.05
4	山西	10.270 216 01	81.96
5	内蒙古	10.110 646 97	81.32
6	江苏	10.109 623 00	81.31
7	江西	10.066 651 65	81.14
8	湖北	9.987 862 654	80.82
9	山东	9.927 086 666	80.57
10	云南	9.790 387 205	80.02

（续表）

排名	省区市	健康保障指数得分	健康保障指数百分制得分
11	浙江	9.782 700 249	79.99
12	广西	9.769 024 364	79.93
12	河南	9.768 781 234	79.93
14	天津	9.699 969 601	79.65
15	新疆	9.687 601 988	79.60
16	上海	9.606 567 503	79.26
17	广东	9.554 057 363	79.05
18	北京	9.515 924 010	78.89
19	陕西	9.501 533 933	78.83
20	吉林	9.464 406 096	78.67
21	青海	9.219 436 008	77.65
22	安徽	9.132 235 128	77.28
23	河北	9.062 915 541	76.99
24	福建	8.989 341 775	76.67
25	甘肃	8.761 564 899	75.70
26	湖南	8.710 837 238	75.48
27	重庆	8.519 293 614	74.64
28	宁夏	8.201 013 323	73.24
29	四川	7.949 610 329	72.10
30	贵州	7.451 681 242	69.81
31	西藏	2.969 750 026	44.07
全国平均值		9.263 087 696	77.53
百分标准值		15.290 744 65	100

（二）31 个省区市健康保障指数比较分析

现代意义上的健康保障制度是工业化的产物。15、16 世纪之交，轰轰烈烈的圈地运动迫使大量农民离开土地，流入城市，危及城市正常生活和社会稳定。1601 年，英国政府颁布《伊丽莎白济贫法》，以缓解贫困者的生存危机。19 世纪 80 年代德国俾斯麦政府颁布并实施一系列社会保险法令，开启了健康保障的制度先河。其后，各国根据各自的政治、经济和人口环境等因素，形成了各具特色的健康保障模式。根据我国国情和健康中国指数研究的实际需要，健康保障维度设置了“失业保险参保人数年均增加率”、“参加工伤保险人数年均增长率”、“基本医疗保险参保人数年均增长率”、“城镇职工基本养老保险参保人数年均增长率”、“城镇登记失业率”、“城市最低生活保障标准增长率”6 个指标。从指标设置的特征来看，其考察的重点在于“增长率”。

根据统计数据，健康保障指数排名前十位的地区中，东部地区占据 3 席，分别是海南、江苏、山东；中部地区占据 3 席，分别是山西、江西、湖北；西部地区占据 2 席，分别是内蒙古、云南；东北地区占据 2 席，分别是辽宁、黑龙江。从区域分布来看，健康保障指数得分较为均衡，区域差异不太显著。在 31 个省区市中，有 21 个省区市健康保障指数高于全国平均分（77.53 分），10 个省区市健康保障指数得分低于全国平均分（77.53 分）。

从统计数据来看，我国健康保障指数持续向好，社保参保人数持续增长。以医疗保险为例，目前，我国应用最广泛、覆盖人群最广的医疗保险制度主要有三种：一是 2001 年起实施的城镇职工基本医疗保险制度，覆盖所有党政群机关、企事业单位；二是 2005 年起实施的新型农村合作医疗制度，覆盖农业人口（含外出务工人员）；三是 2007 年起实施的城镇居民基本医疗保险制度，覆盖未纳入城镇职工基本医疗保险的非农业户口城镇居民。国家医保局发布的《2018年医疗保障事业发展统计快报》显示，截至2018年末，我国基本医疗保险参保人数为134 452万人，参保覆盖面稳定在95%以上。全国跨省异地就医定点医疗机构已超过1.5万家，直接结算超过130万人次。[1]

二　东部地区健康保障指数分析

（一）东部地区健康保障指数得分排序

表4-2　东部地区健康保障指数得分及排序

排名	省区市	健康保障指数得分	健康保障指数百分制得分
1	海南	10.774 235 91	83.94
2	江苏	10.109 623 00	81.31
3	山东	9.927 086 666	80.57
4	浙江	9.782 700 249	79.99
5	天津	9.699 969 601	79.65
6	上海	9.606 567 503	79.26
7	广东	9.554 057 363	79.05
8	北京	9.515 924 010	78.89
9	河北	9.062 915 541	76.99
10	福建	8.989 341 775	76.67
全国平均值		9.263 087 696	77.53
百分标准值		15.290 744 65	100

[1] 我国基本医保参保人数达13.4亿　覆盖面95%以上[N/OL].人民日报，2019-2-28.https://baijiahao.baidu.com/s?id=1626708885973821720&wfr=spider&for=pc.

（二）东部地区健康保障指数比较分析

根据统计数据，东部地区中，海南（83.94 分）、江苏（81.31 分）、山东（80.57 分）、浙江（79.99 分）、天津（79.65 分）、上海（79.26 分）、广东（79.05 分）、北京（78.89 分）8 个省市的健康保障指数高于全国平均值（77.53 分），河北（76.99 分）、福建（76.67 分）低于全国平均值。总体而言，东部地区综合表现相对居于优势。

海南省（83.94 分）健康保障指数得分最高，位居榜首。海南于 2003 年开始试点新农合制度，并于 2006 年实现新农合制度全覆盖。2007 年，海南率先在海口、三亚等地启动城镇居民基本医疗保险试点工作。2008 年，海南城镇居民医疗保险实现了全覆盖，比国家的要求提前了两年。近年来，海南省医疗保障体系不断完善，城镇居民医保制度和新农合制度持续健康发展，保障范围及保障水平逐年提高，取得良好成效。城镇居民医保方面：城镇居民医疗保险三级医疗机构住院报销比例为 65%，二级医疗机构为 75%，一级医疗机构为 90%，年最高报销额度为 15 万元，大病保险年最高报销额度 22 万元。新农合方面：2009 年开始，海南在全国率先实现新农合“院统筹 + 门诊统筹”相结合的补偿模式。所有统筹市县（区）新农合的统筹基金最高支付限额提高到 15 万元（重大疾病提高至 20 万元），大病保险最高支付限额为 22 万元。近年来，新农合住院和门诊报销比例维持在较高水平，2018 年政策范围内住院费用报销比达 78%，住院实际补偿比从 2004 年的 24.46% 提高到了 2018 年的 57.13%。[1]

---

[1] 王洪旭.海南省建立多层次医疗保障体系　提高医疗保障水平[N/OL].南国都市报，2018-12-23.http://ngdsb.hinews.cn/html/2018-12/23/content_6_1.htm.

三　中部地区健康保障指数分析

（一）中部地区健康保障指数得分排序

表 4–3　中部地区健康保障指数得分及排序

排名	省区市	健康保障指数得分	健康保障指数百分制得分
1	山西	10.270 216 01	81.96
2	江西	10.066 651 65	81.14
3	湖北	9.987 862 654	80.82
4	河南	9.768 781 234	79.93
5	安徽	9.132 235 128	77.28
6	湖南	8.710 837 238	75.48
全国平均值		9.263 087 696	77.53
百分标准值		15.290 744 65	100

（二）中部地区健康保障指数比较分析

根据统计数据，山西（81.96 分）、江西（81.14 分）、湖北（80.82 分）、河南（79.93 分）高于全国平均值，安徽（77.28 分）、湖南（75.48 分）低于全国平均值。数据显示，中部地区健康保障指数综合表现优于全国平均水平。

山西位于中部地区健康保障指数首位，在 31 个省区市榜单中排第 4 名。近年来，山西将“健康山西”建设列为发展要务，持续推进健康保障体系建设，不断增加健康保障覆盖人群，提升健康保障水平。截至 2018 年底，山西省参保人数达 1 566.96 万人，其中 414.71 万老年参保居民享受到了养老金，人均养老金水平由制度试点初期的 30 元提高到 122 元。2019 年 1 月 1 日起，山西实施

《关于建立城乡居民基本养老保险待遇确定和基础养老金正常调整机制的实施意见》(以下简称《实施意见》)，将山西省城乡居民基本养老保险个人缴费档次调整为每人每年200元—5 000元10个档次，取消原来部分缴费档次，同时增加部分缴费档次，个人缴费政府补贴标准相应调整为35元—300元。同时，鼓励有条件的农村集体经济组织、其他社会组织、公益慈善组织，个人对参保人员缴费给予补助和资助。推动城乡居民基本养老保险制度健康发展，不断增强参保居民的获得感、幸福感和安全感。[1]

四 西部地区健康保障指数分析

（一）西部地区健康保障指数得分排序

表4-4 西部地区健康保障指数得分及排序

排名	省区市	健康保障指数得分	健康保障指数百分制得分
1	内蒙古	10.110 646 97	81.32
2	云南	9.790 387 205	80.02
3	广西	9.769 024 364	79.93
4	新疆	9.687 601 988	79.60
5	陕西	9.501 533 933	78.83
6	青海	9.219 436 008	77.65
7	甘肃	8.761 564 899	75.70
8	重庆	8.519 293 614	74.64
9	宁夏	8.201 013 323	73.24

[1] 截止目前山西省参保人数1 566.96万人，养老金由30提高到122元！［N/OL］.中国健康网盟，2019-2-18.http://www.sohu.com/a/295356269_545092.

（续表）

排名	省区市	健康保障指数得分	健康保障指数百分制得分
10	四川	7.949 610 329	72.10
11	贵州	7.451 681 242	69.81
12	西藏	2.969 750 026	44.07
全国平均值		9.263 087 696	77.53
百分标准值		15.290 744 65	100

（二）西部地区健康保障指数比较分析

根据统计数据，在西部地区 12 个省区市中，内蒙古（81.32 分）、云南（80.02 分）、广西（79.93 分）、新疆（79.60 分）、陕西（78.83 分）、青海（77.65 分）高于全国平均值，甘肃（75.70 分）、重庆（74.64 分）、宁夏（73.24 分）、四川（72.10 分）、贵州（69.81 分）、西藏（44.07 分）低于全国平均值。从数据来看，西藏、贵州等地区的健康保障指数尚有很大的进步空间。

内蒙古（81.32 分）在西部地区健康保障指数中位于首位，在 31 个省区市榜单中排在第 5 名。近年来，内蒙古着力探索和完善健康保障体系，健康保障覆盖范围持续扩大，保障水平不断提升。截至 2019 年 6 月底，内蒙古职工基本养老、失业、工伤保险参保人数分别为 739.74 万人、259.36 万人、329.2 万人；全区参加城乡居民基本养老保险人数达到 754.18 万人，待遇领取人数 240.57 万人。[1] 内蒙古自治区基本医保参保人数为 2 163.4 万人，参保率为 95%。职工和城乡居民基本医保政策范围内住院医疗费用报销比例分别为 85%、75%。2019 年城乡居民基本医疗保险人均财政补助增加 30 元，达到每人每年不低于 520

[1] 苗青.内蒙古社保卡持卡人数达1 972.25万人[N/OL].人民网，2019-08-02.http://nm.people.com.cn/n2/2019/0802/c347185-33207879.html.

元。大病保险起付线已降低。大病患者住院费用报销比例已提升至 60%。此外，异地就医直接结算工作有效开展。截至 2019 年 6 月末，跨省就医结算金额超过 18 亿元，7.7 万人次受益。[1]

五 东北地区健康保障指数分析

（一）东北地区健康保障指数得分排序

表 4-5 东北地区健康保障指数得分及排序

排名	省区市	健康保障指数得分	健康保障指数百分制得分
1	辽宁	10.507 348 73	82.90
2	黑龙江	10.293 414 33	82.05
3	吉林	9.464 406 096	78.67
全国平均值		9.263 087 696	77.53
百分标准值		15.290 744 65	100

（二）东北地区健康保障指数比较分析

根据统计数据，东北三省中，辽宁（82.90 分）、黑龙江（82.05 分）、吉林（78.67 分）健康保障指数得分均高于全国平均值，综合表现优于全国平均水平。在健康保障指数的 31 个省区市榜单中，辽宁、黑龙江、吉林的排名分别是第 2、第 3 和第 20 名。

东北三省是老工业基地，职工的“生老病死”都在企业里，企业负责退休职工的养老问题，当时没有建立个人养老金账户，没有从职工的收入里扣除一

[1] 蔡博腾.内蒙古医保参保率达95%［N/OL］.中国金融信息网，2019-08-01.http://news.xinhua08.com/a/20190801/1875188.shtml.

部分收入作为养老基金，所以就存在了历史遗留的“空账问题”，因此，社保基金支出远高于收入。以黑龙江养老保险基金为例，黑龙江是全国首个养老金结余被花光的省份。2016 年的企业职工养老保险基金收入为 890 亿元，但 2016 年的支出达到了 1 210 亿元，当期收不抵支 320 亿元。2015 年，黑龙江企业职工养老保险累计结余只剩 88 亿元，导致 2016 年累计结余一下子“负债”232 亿元。辽宁、吉林情况也基本类似。

需要关注的是，东北三省在老龄化加重、社保和医保支出全面扩大的同时，出生率也低于全国水平，2017 年出生率最高的吉林也只有 6.76‰，辽宁出生率 6.49‰，黑龙江出生率最低，为 6.22‰，已到了触目惊心的地步。没有新增人口，就意味着将来没有足够的劳动力来赡养这一代缴纳养老金的人。在这种情况下，东北三省健康保障指数依然能够保持不俗的成绩，要归功于中央财政的“调剂”制度，即从社保基金“富余”的地方抽取资金来缓解“亏空”省份的压力，从而保障东北的健康保障支出。[1]

六　健康保障相关指标分析

（一）失业保险参保人数年增加率（%）

根据统计数据（见图 4-2、表 4-6），失业保险参保人数年增加率排在前五位的是：四川（10.641%）、贵州（8.070%）、广西（6.486%）、福建（6.394%）、安徽（5.329%）；排在后五位的是：吉林（0.649%）、黑龙江（0.607%）、西藏（0.000%）、海南（−1.234%）、宁夏（−7.427%）。失业保险参保人数年增加率排在第一位的四川比排在最后一位的宁夏高 18.068 个百分点。

[1] 养老金出大政策！你的钱要挪给东北三省了？以后养老会受影响吗？[N/OL].凤凰网财经，2018-06-14.https://finance.ifeng.com/a/20180614/16341987_0.shtml.

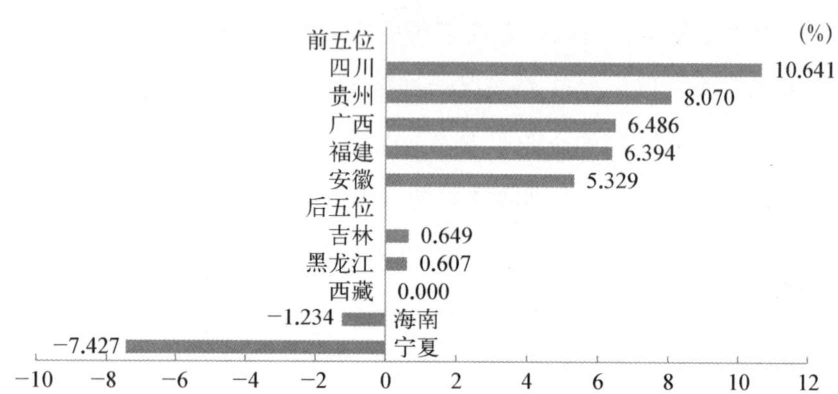

图4-2　31个省区市失业保险参保人数年增加率前后五位比较

表4-6　31个省区市失业保险参保人数年增加率

排　名	省　区　市	失业保险参保人数年增加率(%)
1	四川	10.641
2	贵州	8.070
3	广西	6.486
4	福建	6.394
5	安徽	5.329
6	北京	5.013
7	湖南	4.874
8	浙江	4.852
9	广东	4.755
10	重庆	4.294
11	新疆	4.051
12	山东	3.712
13	湖北	3.580
14	云南	3.424

（续表）

排　名	省　区　市	失业保险参保人数年增加率(%)
15	江苏	2.919
16	天津	2.909
17	河北	2.675
18	内蒙古	2.489
19	河南	2.221
20	辽宁	2.179
21	青海	1.716
22	上海	1.531
23	江西	1.309
24	山西	1.301
25	陕西	1.221
26	甘肃	0.670
27	吉林	0.649
28	黑龙江	0.607
29	西藏	0.000
30	海南	−1.234
31	宁夏	−7.427

根据统计数据，在“失业保险参保人数年增加率”的 31 个省区市榜单中，四川以 10.641% 的增长率排在首位，贵州（8.070%）、广西（6.486%）、福建（6.394%）紧随其后。从“失业保险参保人数年增加率”的区域分布来看，东部、中部、西部和东北地区相对均衡，区域差异不太明显。

四川在“失业保险参保人数年增加率”中居于榜首。2018 年，四川各级就业服务管理机构认真按照中央和四川省的决策部署，落实系列惠企利民政策，切实兜牢民生底线，扎实推进援企稳岗“护航行动”和技能提升“展翅行动”，充分发挥失业保险制度的功能和作用。截至 2018 年 11 月底，四川失业保险参保人数 864 万人，累计为 38.24 万名城镇失业人员发放失业保险金 30.83 亿元，代缴医保费 9.55 亿元；发放稳岗资金 9.48 亿元，惠及企业 2.54 万户、职工 402.64 万人；为 3.86 万名企业职工发放技能提升补贴 0.71 亿元，为积极助推四川经济社会发展作出了贡献。

（二）参加工伤保险人数年增长率（%）

根据统计数据（见图 4-3、表 4-7），参加工伤保险人数年增长率排在前五位的是：西藏（24.164%）、重庆（10.925%）、四川（9.623%）、贵州（9.016%）、福建（8.844%）；排在后五位的是：山西（1.146%）、湖北（0.845%）、吉林（0.159%）、黑龙江（-0.594%）、辽宁（-2.763%）。参加工伤保险人数年增长率排在第一位的西藏比排在最后一位的辽宁高 26.927 个百分点。

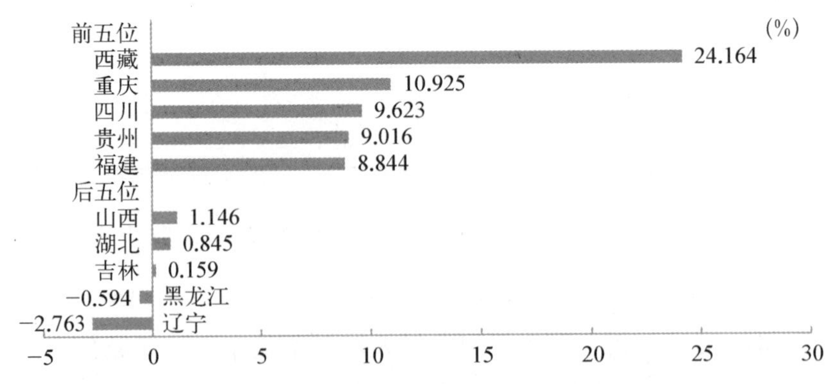

图 4-3　31 个省区市参加工伤保险人数年增长率前后五位比较

表4-7 31个省区市参加工伤保险人数年增长率

排　名	省　区　市	参加工伤保险人数年增长率(%)
1	西藏	24.164
2	重庆	10.925
3	四川	9.623
4	贵州	9.016
5	福建	8.844
6	青海	8.528
7	宁夏	8.144
8	北京	5.442
9	甘肃	5.414
10	浙江	5.131
11	广东	4.799
12	陕西	4.008
13	新疆	3.977
14	广西	3.929
15	山东	3.852
16	安徽	3.838
17	江苏	3.446
18	江西	2.987
19	云南	2.924
20	海南	2.911
21	河南	2.725
22	河北	2.464
23	天津	1.855

（续表）

排　名	省　区　市	参加工伤保险人数年增长率（%）
24	上海	1.547
25	内蒙古	1.517
26	湖南	1.229
27	山西	1.146
28	湖北	0.845
29	吉林	0.159
30	黑龙江	−0.594
31	辽宁	−2.763

根据统计数据，西藏在“参加工伤保险人数年增长率”指标中排名第一，增长率高达 24.164%，重庆（10.925%）、四川（9.623%）、贵州（9.016%）等紧随其后。从数据分布来看，在“参加工伤保险人数年增长率”榜单的前十名中，西部地区占据 7 席，表现亮眼，东北三省排在榜尾，黑龙江和辽宁出现了负增长。

西藏“参加工伤保险人数年增长率”在 31 个省区市榜单中拔得头筹。近年来，西藏逐步探索建立起一系列具有鲜明地方特色、行之有效的工伤保险制度，重点加强高危行业监管，保障建筑施工、矿山企业及石材加工企业从业人员特别是农民工的合法权益。截至 2017 年 12 月，西藏全区工伤保险参保人数为 33.44 万人。工伤保险制度实施至今，西藏工伤保险制度实现了由事后补偿向事前预防、事后鉴定补偿和促进工伤职工回归社会的工伤康复“三位一体”的工伤保险制度的转变。同时，为了从源头上减少工伤事故发生，西藏开展了工伤预防工作。从 2014 年起，西藏人力资源和社会保障厅在全区范围内开展工伤预防试点工作。随着工伤预防项目的深入实施，工亡和工伤人数持续下降，有效保障了职工生命安全和身体健康。[1]

（三）基本医疗保险参保人数年增长率（%）

根据统计数据（见图4-4、表4-8），基本医疗保险参保人数年增长率排在前五位的是：广西（371.844%）、河南（341.001%）、甘肃（290.518%）、云南（283.620%）、福建（190.361%）；排在后五位的是：山东（1.163%）、陕西（0.240%）、吉林（0.000%）、重庆（-0.331%）、辽宁（-4.146%）。基本医疗保险参保人数均增长率排在第一位的广西比排在最后一位的辽宁高375.990个百分点。

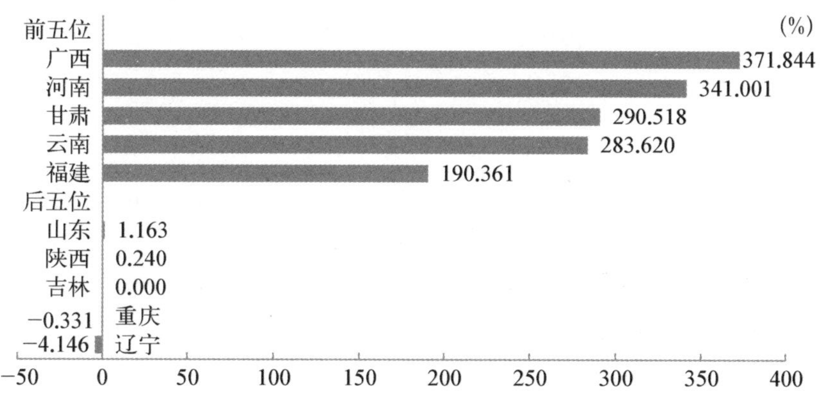

图4-4 31个省区市基本医疗保险参保人数年增长率前后五位比较

表4-8 31个省区市基本医疗保险参保人数年增长率

排　名	省　区　市	基本医疗保险参保人数年增长率（%）
1	广西	371.844
2	河南	341.001
3	甘肃	290.518

[1] 西藏社保待遇水平稳步提升　工亡和工伤人数持续下降［N/OL］.中国西藏新闻网，2018-07-16.http://www.sohu.com/a/241388759_266317.

（续表）

排　名	省　区　市	基本医疗保险参保人数年增长率(%)
4	云南	283.620
5	福建	190.361
6	山西	186.773
7	湖北	183.692
8	青海	179.105
9	江西	163.553
10	湖南	160.999
11	内蒙古	111.953
12	江苏	91.223
13	黑龙江	80.799
14	四川	52.563
15	安徽	30.009
16	新疆	12.608
17	海南	8.342
18	西藏	6.881
19	浙江	5.173
20	宁夏	4.074
21	北京	3.663
22	河北	3.162
23	贵州	2.845
24	广东	2.117
25	天津	2.034
26	上海	1.832

（续表）

排　名	省　区　市	基本医疗保险参保人数年增长率（%）
27	山东	1.163
28	陕西	0.240
29	吉林	0.000
30	重庆	−0.331
31	辽宁	−4.146

根据统计数据，就“基本医疗保险参保人数年增长率”指标而言，在我国31个省区市中，28个省区市正增长，吉林省零增长，重庆市和辽宁省负增长。其中，11个省区市增长率超过100%，16个省区市实现两位数增长率，增长幅度非常大。

在增长率超过100%的11个省区市中，西部地区占据5席，分别是：广西（371.844%）、甘肃（290.518%）、云南（283.620%）、青海（179.105）、内蒙古（111.953%）；中部地区占据5席，分别是：河南（341.001%）、山西（186.773%）、湖北（183.692%）、江西（163.553%）、湖南（160.999%）；东部地区占据1席：福建（190.361%）。从区域横向比较来看，西部地区和中部地区“基本医疗保险参保人数”涨幅更加显著。

近年来，我国不断加大健康保障投入，基本医疗保险参保人数持续增加，截至2018年底，基本医疗保险已经覆盖95%以上的人群。随着健康中国建设的持续推进，中西部地区政策红利不断释放，“基本医疗保险参保人数”持续高速增长，与东部地区之间的差距不断缩小，彰显了健康保障制度的正义和公平。需要指出的是，上海、北京等地“基本医疗保险参保人数增长率”涨幅较小，主要是源于此前“基本医疗保险参保人数”覆盖范围已经非常广，因此数据已经相对稳定，在“增长率”方面不会有大幅波动。

（四）城镇职工基本养老保险参保人数年增长率（%）

根据统计数据（见图4–5、表4–9），城镇职工基本养老保险参保人数年增长率排在前五位的是：西藏（103.318%）、贵州（38.857%）、甘肃（36.444%）、安徽（20.713%）、陕西（20.549%）；排在后五位的是：河南（2.662%）、天津（2.504%）、云南（1.667%）、上海（1.382%）、广东（−1.953%）。城镇职工基本养老保险参保人数年增长率排在第一位的西藏比排在最后一位的广东高105.271个百分点。

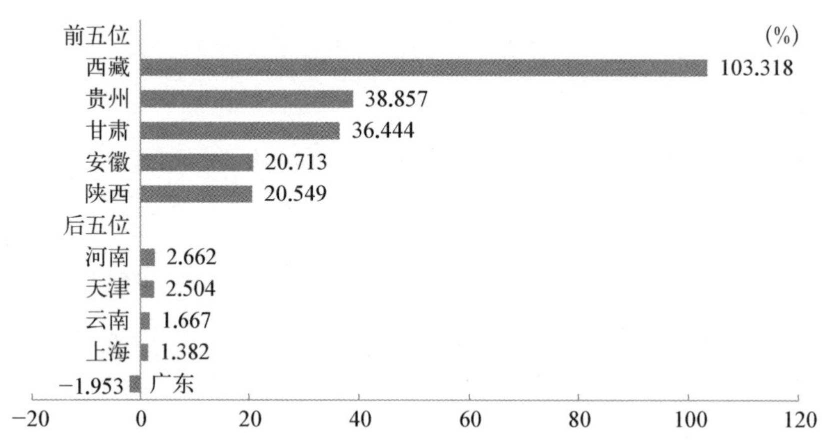

图4–5 31个省区市城镇职工基本养老保险参保人数年增长率前后五位比较

表4–9 31个省区市城镇职工基本养老保险参保人数年增长率

排 名	省 区 市	城镇职工基本养老保险参保人数年增长率（%）
1	西藏	103.318
2	贵州	38.857
3	甘肃	36.444

（续表）

排　名	省　区　市	城镇职工基本养老保险参保人数年增长率(%)
4	安徽	20.713
5	陕西	20.549
6	吉林	15.238
7	湖北	14.140
8	河北	9.458
9	宁夏	8.399
10	辽宁	8.304
11	四川	8.227
12	浙江	8.197
13	湖南	7.803
14	海南	7.114
15	江苏	6.046
16	内蒙古	6.000
17	黑龙江	5.419
18	山西	5.064
19	江西	5.004
20	青海	4.535
21	福建	4.317
22	重庆	3.886
23	北京	3.744
24	广西	3.445
25	新疆	3.424
26	山东	3.280

（续表）

排　名	省　区　市	城镇职工基本养老保险参保人数年增长率(%)
27	河南	2.662
28	天津	2.504
29	云南	1.667
30	上海	1.382
31	广东	−1.953

根据统计数据，在“城镇职工基本养老保险参保人数年增长率”的榜单中，西藏以 103.318% 的增长幅度拔得头筹，贵州（38.857%）、甘肃（36.444%）紧随其后。在 31 个省区市中，除广东外，其余地区均实现了正增长。

近年来，我国城镇职工基本养老保险参保人数持续增长，截至 2018 年末，我国城镇职工基本养老保险参保人数达到 4.18 亿人，同比增长 4.1%，城乡居民养老保险参保人数为 5.24 亿人，合计参保人数 9.42 亿人，进一步扩大了覆盖范围。以西藏为例，西藏“城镇职工基本养老保险参保人数年增长率”高达 103.318%，反映了西藏在此项工作中的显著成效。

近年来，西藏采取更加灵活、更加宽松的城镇职工基本养老保险缴纳制度，在降低社会保险费率、减轻企业负担、优化营商环境的同时，承诺城镇职工个人待遇不受降低单位缴费比例的影响。2019 年 5 月 1 日起，《西藏自治区降低社会保险费率综合方案》施行，西藏企业职工基本养老保险单位缴费比例由现行的 19% 降至 16%，机关事业单位基本养老保险单位缴费比例由现行的 20% 降至 16%。同时，在社会保险征收体制改革过程中，西藏未对企业历史欠费集中清缴，未采取任何增加小微企业实际缴费负担的做法。为了解决因养老保险单位缴费比例降低形成的资金缺口，西藏有效利用养老保险省级统筹优势，采取增加财政投入，盘活养老基金存量等措施保障退休人员的待遇水平不受影响。

（五）城镇登记失业率（%）

根据统计数据（见图 4-6、表 4-10），城镇登记失业率最低的前六位是：北京（1.4%）、广西（2.2%）、海南（2.3%）、广东（2.5%）、新疆（2.6%）、湖北（2.6%）；城镇登记失业率最高的六位是：宁夏（3.9%）、福建（3.9%）、上海（3.9%）、四川（4.0%）、湖南（4.0%）、黑龙江（4.2%）。城镇登记失业率最低的北京比失业率最高的黑龙江低 2.8 个百分点。

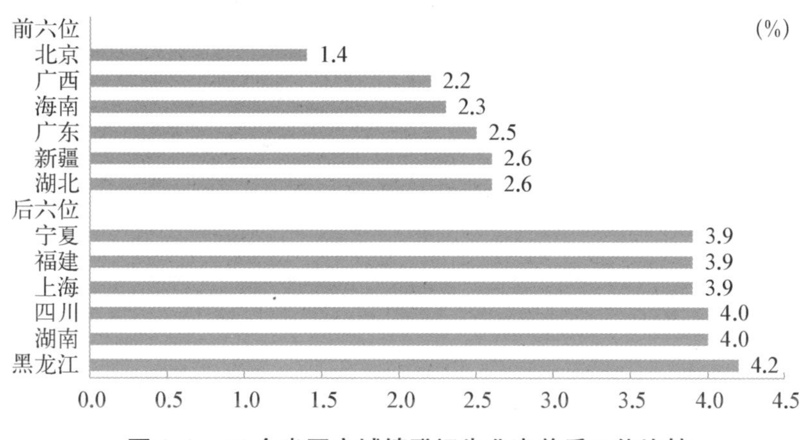

图 4-6　31 个省区市城镇登记失业率前后五位比较

表 4-10　31 个省区市城镇登记失业率

排　名	省　区　市	城镇登记失业率(%)
1	北京	1.4
2	广西	2.2
3	海南	2.3

（续表）

排　名	省　区　市	城镇登记失业率(%)
4	广东	2.5
5	湖北	2.6
5	新疆	2.6
7	浙江	2.7
7	西藏	2.7
7	甘肃	2.7
10	河南	2.8
11	安徽	2.9
12	江苏	3.0
13	青海	3.1
14	贵州	3.2
14	云南	3.2
16	江西	3.3
16	陕西	3.3
18	山西	3.4
18	山东	3.4
18	重庆	3.4
21	天津	3.5
21	吉林	3.5
23	内蒙古	3.6
24	河北	3.7
25	辽宁	3.8
26	上海	3.9

（续表）

排　名	省　区　市	城镇登记失业率（%）
26	福建	3.9
26	宁夏	3.9
29	湖南	4.0
29	四川	4.0
31	黑龙江	4.2

失业率是指一定时期满足全部就业条件的就业人口中仍未有工作的劳动力数字，旨在衡量闲置中的劳动产能，是反映一个国家或地区失业状况的主要指标，失业率是经济发展状况的晴雨表，与经济增长率具有反向的对应变动关系。世界上大多数国家都采用两种失业统计方法：一是行政登记失业率，二是劳动力抽样调查失业率，两种失业率都是政府决策的重要依据。

从 20 世纪 80 年代初开始，我国开始建立失业登记制度，由于中国当时还处于计划经济体制时期，所有的城镇无业者都必须首先到政府劳动部门去登记，统称“待业登记”。1994 年，党的十四大提出要从计划经济转向市场经济，我国劳动用工制度发生变革，政府不再统一分配和安置，“待业登记”更名为“失业登记”。我国“城镇登记失业率”的概念也由此开始。所谓“城镇登记失业率”即在报告期末城镇登记失业人数占期末城镇从业人员总数与期末实有城镇登记失业人数之和的比重。由于到政府机构登记的失业人员数量不够全面，我国存在实际失业率高于登记失业率的现象。

就业是民生之本，我国是世界上人口最多的国家，就业关系到千家万户的生计，政府高度重视就业问题，采取多种手段创造就业岗位，确保就业形势保持平稳。数据显示，2018 年，全国年末城镇登记失业人员 974 万人，城镇登记失业率为 3.8%，全国年末城镇调查失业率为 4.9%。2018 年，全国共帮助 4.9 万户零就业家庭实现每户至少一人就业，选派 2.8 万名高校毕业生到基层从事“三支一扶”服务。截至 2018 年末，累计帮扶 988 万农村建档立卡贫困劳动力实现就业。[1]

从区域分布来看，东部、中部、西部和东北地区“城镇登记失业率”相对平衡，各区域数据交错分布，没有显著的区域差异。在“城镇登记失业率”的 31 个省区市榜单中，北京“城镇登记失业率”是 1.4%，为榜单最低。2018 年，北京城镇新增就业 42.3 万人，就业形势稳定。2019 年，为了促进就业、创业和企业岗位稳定，北京印发《北京市人民政府关于做好当前和今后一个时期促进就业工作的实施意见》，将个人小额便捷贷款最高额度由 10 万元提高到 15 万元，将鼓励用人单位招用北京市城乡就业困难人员、退役士兵、企业分流职工等的岗位补贴标准由每人每年 5 000 元提高到每人每年 8 000 元。同时，北京还加大了企业稳岗支持力度，规定自 2019 年 1 月 1 日起，对不裁员或少裁员的参保企业，可返还其上年度实际缴纳失业保险费的 50%。2019 年 1 月 1 日至 12 月 31 日期间，对面临暂时性生产经营困难且恢复有望、坚持不裁员或少裁员的参保企业，返还标准可按 6 个月的北京市上年度月人均失业保险金和参保职工人数确定。[2]

（六）城市最低生活保障标准年增长率（%）

根据统计数据（见图 4-7、表 4-11），城市最低生活保障平均标准年增长率排在前五位的是：湖南（19.9%）、西藏（17.3%）、宁夏（15.1%）、四川

[1] 人社部：2018年全国城镇调查失业率为4.9%［N/OL］. 人民网，2019-06-11.http://bj.people.com.cn/n2/2019/0611/c233086-33026654.html.

[2] 王天淇. 招用就业困难人员每年补贴八千元［N/OL］. 北京日报，2019-01-03. http://bj.people.com.cn/GB/n2/2019/0103/c82840-32483780.html.

（14.3%）、河南（13.6%）；排在后五位的是：山东（5.3%）、浙江（5.2%）、江苏（5.0%）、陕西（4.1%）、海南（0.0%）。城市最低生活保障平均标准年增长率排在第一位的湖南比排在最后一位的海南高 19.9 个百分点。

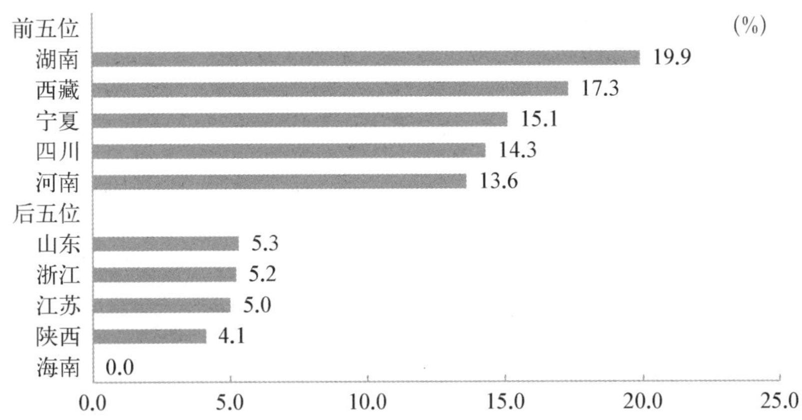

图4-7　31个省区市城市最低生活保障标准年增长率前后五位比较

表4-11　31个省区市城市最低生活保障标准年增长率

排　名	省　区　市	城市最低生活保障标准年增长率(%)
1	湖南	19.9
2	西藏	17.3
3	宁夏	15.1
4	四川	14.3
5	河南	13.6
6	河北	13.5
7	广西	13.2
8	北京	12.7
9	广东	12.1

（续表）

排　名	省　区　市	城市最低生活保障标准年增长率(%)
10	贵州	11.9
11	云南	11.7
12	上海	11.4
13	吉林	11.3
14	天津	10.6
15	新疆	9.9
16	重庆	9.7
17	安徽	9.2
18	湖北	9.1
19	甘肃	8.7
20	青海	8.2
21	福建	7.7
22	山西	6.8
23	江西	6.4
24	内蒙古	6.3
25	辽宁	5.9
26	黑龙江	5.8
27	山东	5.3
28	浙江	5.2
29	江苏	5.0
30	陕西	4.1
31	海南	0.0

城市最低生活保障标准是国家为了解决城市居民的生活困难而建立的一种社会救济制度，是中国特色社会保障体系的一项重要内容。城市居民最低生活保障标准由各地人民政府自行确定，保障标准由各地民政部门会同当地财政、统计、物价等部门制定，经当地人民政府批准后向社会公布，并且随着生活必需品的价格变化和人民生活水平的提高适时调整。

根据统计数据，2018 年，在以上 31 个省区市中，除了海南为零增长外，其余 30 个省区市“城市最低生活保障标准”都有不同程度的提升。湖南以 19.9% 的增长率排在榜首，西藏（17.3%）、宁夏（15.1%）紧随其后，有 14 个省区市实现了两位数增长。在实现两位数增长的 14 个省区市中，东部地区占据 5 席，分别是：河北（13.5%）、北京（12.7%）、广东（12.1%）、上海（11.4%）、天津（10.6%）；中部地区占据 2 席，分别是：湖南（19.9%）、河南（13.6%）；西部地区占据 6 席，分别是：西藏（17.5%）、宁夏（15.1%）、四川（14.3%）、广西（13.2%）、贵州（11.9%）、云南（11.7%）；东北地区占据 1 席：吉林（11.3%）。就“城市最低生活保障标准”的增长率而言，其区域差异不太显著。需要指出的是，虽然各区域“城市最低生活保障标准”都保持了持续增长的态势，但因区域经济发展水平和物价存在差异，城市最低生活保障标准的区域差异还是客观存在的。

城市最低生活保障是维护社会和谐的安全阀和减震器。1993 年 5 月，上海市民政局、劳动局、财政局、人事局、社会保障局、总工会联合发文《关于本市城镇居民最低生活保障线的通知》，公布了城镇居民最低生活保障标准，在全国率先建立城市居民最低生活保障制度。随后，城市最低生活保障制度开始在全国范围内推广施行，经过二十多年的发展，全国城市最低生活保障标准逐步形成动态调整机制，随着物价水平不断提高，覆盖对象不断拓展。作为一项普遍的制度安排，城市最低生活保障制度在保护弱势群体、解决城市贫困问题等方面发挥了巨大作用。

七　广州“花都模式”+深圳“罗湖模式”：医疗改革的广东实践

城市中的大医院人满为患，基层医院门可罗雀，导致这种现象的关键原因是基层医疗服务能力偏低。因此，各地都在寻找一条有序就医、分级诊疗的新路。广州的“花都模式”和深圳的“罗湖模式”分别探索出一条基层医改和城市医改的有益路径。

（一）广州“花都模式”：基层医改的模范样本

2017—2019年，广东省各级财政投入500亿元用于基层医疗卫生服务能力建设，其中第一项就是加强农村三级医疗服务网基础设施标准化建设。花都区目前已基本建成“小病不出村、中病不出镇、大病不出区”的三级农村卫生服务格局，分级诊疗、首诊在卫生站已经落到实处。“花都模式”之下，区内就诊率接近90%。2018年花都区基层医疗机构业务量和占比大幅提高，实现收支结余2 226万元。与此同时，花都区基层医务人员去年人均年收入为23.6万元，几乎是2010年的4倍。

亮点之一：1元钱看病

从2008年起，广州花都区开始试点村民“1元钱看病”模式。村民在村卫生站看病，只需交1元钱挂号费，如需肌肉注射则再交1元钱注射费，药品及诊疗费全免就可解决日常的小病小痛和慢性病患者需长期服药的问题。

2008年开始试点后，免除的药品和诊疗费由新农村合作医疗支付，每年大约1 500万元—2 000万元。2016年以后，花都区医保归广州市统筹，免除的药品和诊疗费每年大约2 000万元，其中医保支付500万元，财政兜底1 500万元。从2008年试点开始，截至2019年6月，花都区“1元钱看病”的就诊人次总计1 055万人，给群众减负的药品和耗材投入约为1.7亿元。“1元钱看病”并没有对医保造成负担，反而减轻了医保负担，因为未病先防、小病先治促进了分级诊疗，像高血压、糖尿病这类支出大的病就可以预防、尽早治疗，让并发症少出现或者晚出现，这样花费的医保资金更少，医保结余资金反而更多。

亮点之二：留住人才

在基层医改中，留住人才是无法绕开的中心议题。为了留住基层医疗机构的人才，2018 年，花都区基层医疗卫生机构不再执行“收支两条线”的补偿方式，按照事业单位公益一类予以保障，收入分配按照事业单位公益二类管理和运行。我国的事业单位分为公益一类、公益二类和公益三类。其中，公益一类是承担公共卫生及基层基本医疗服务等基本公益服务，不能或不宜由市场配置资源的单位或机构；二类则按照政府确定的公益服务价格收取费用，其资源在一定区域或程度上可通过市场配置。

花都区的“一类财政供给，二类绩效管理”举措在保障基层医疗卫生机构收入全额返还的基础上，允许基层医疗卫生机构从上年度收支结余部分中，自主确定提取比例用于增发奖励性绩效工资，将绩效考核情况与财政补助和工资总量直接挂钩。以花山镇卫生院为例，从 2018 年开始，财政支持以 2017 年为基数，在此基础上如果卫生院有收支结余，结余部分的 60% 将下发给职工用于奖励，40% 用于医院建设。二类绩效管理除了在绩效工资总量里按照有关规定自主分配以外，还有一项重要内容是“向临床一线和关键性岗位倾斜”，有效保障了医疗人才尤其是一线人才的收入，为留住人才打下了坚实的基础。

2018 年，花都区将乡医编制全部并入镇卫生院编制管理，由镇卫生院统一日常管理、统一调配使用、统一发展平台、统一职称晋升渠道等，同时建立乡医职责、绩效评估等 12 项工作制度，定期对乡医进行业务培训，在留得住人才的同时全面提升其业务能力和职业成长获得感。[1]

---

[1] 李秀婷.村民看病一块钱，乡医月薪过万元！这个模式必须推广[N/OL].南方网，2018-06-07. http://kb.southcn.com/content/2018-06/07/content_182161446.htm.

（二）深圳“罗湖模式”：城市医改的方向

2015 年 8 月，深圳以罗湖区为试点，在全国率先进行“基层医疗集团”改革探索，有效提升了基层社康中心的医疗水平，推动医疗卫生服务向“以基层为重点”、“以健康为中心”转变，“罗湖模式”创造了紧密型医联体建设的独特经验。2017 年 6 月，罗湖医改模式入选国家“深化医改重大典型经验”。

为了将一个区域内的医疗资源整合在一起，解决医疗服务体系“头重脚轻”和“碎片化”问题。罗湖通过顶层设计，建立了“医疗共同体”，并开展医疗保险支付制度的改革，把医院、医生、患者和政府的利益捆绑在一起，破解基层“缺医、少药、没检查”的难题，用有限的健康花费，让老百姓获得“少生病、少住院、少负担、看好病”的健康收益。

——整合区属 5 家医院和 23 家社康中心，成立唯一法人的罗湖医院集团，实现“人员编制一体化、运行管理一体化、医疗服务一体化”的“管理共同体”，实现有限医疗资源效用最大化，促进医疗卫生资源上下贯通，构建整合型医疗卫生服务体系，为辖区居民提供院前预防、院中诊疗、院后康复的全程医疗健康服务。而政府和医院建立了权责清晰的“责任共同体”。

——做强社康中心。整合后的罗湖医院集团将工作重心和优质资源下沉，并建立财政补助、收费价格激励引导机制，形成了以家庭医生签约服务为纽带、以居民健康为中心的“服务共同体”。

——对医保基金管理方式进行突破性改革。通过“总额管理，结余留用”的方式，由“保疾病”转变为“保健康”，更让政府、医院、医生和患者形成“利益共同体”：医院只有努力做好居民健康服务，让居民少得病、少生大病，才能控制好医疗卫生服务成本，用最少的医疗卫生投入获得居民最大的健康回报。

罗湖医改让政府、医护人员及老百姓都感受到了改革带来的变化，获得感显著提升，形成了“三赢”的局面。2017 年 9 月和 10 月，全国、广东省的医联体建设现场会先后在深圳召开，“罗湖模式”在全国、全省范围内获得推广。[1]

[1] 余海蓉.深圳医改“罗湖模式”向全国推广实现政府医院患者共赢[N/OL].深圳特区报，2018-04-09.http://shenzhen.sina.com.cn/news/s/2018-04-09/detail-ifyvtmxe2528781.shtml.

第五章

健康中国环境指数

随着现代化进程的持续推进，环境对健康的影响受到广泛关注。日趋严重的环境危机给人类健康带来极大危害。世界卫生组织的统计表明：在全球范围内，24% 的疾病和 23% 的死亡可归因于环境因素。从区域差异来看，发达国家因环境因素死亡的比例为 17%，发展中国家可达 25%。[1] 随着现代化进程的持续加速，我国大气和水污染问题严重，垃圾围城现象普遍，耕地资源和生物多样性减少，森林资源供不应求，严重威胁着人民群众的健康。目前，我国正在强力推进环境治理工作，旨在呵护人民群众的健康。

一 健康中国环境指数分析

（一）31 个省区市健康环境指数得分及排序

31 个省区市健康环境指数百分制得分排在前五位的是：广东（83.09 分）、江苏（81.42 分）、北京（80.57 分）、山东（78.99 分）、浙江（78.29 分）；排

[1] World Health Organization. *Preventing disease through healthy environments*[J]. Geneva：World Health Organization.

在后五位的是：新疆（70.48 分）、黑龙江（69.74 分）、宁夏（69.08 分）、吉林（67.76 分）、青海（67.47 分）。排在第一位的广东比最后一位的青海高 15.62 分（见图 5–1、表 5–1）。

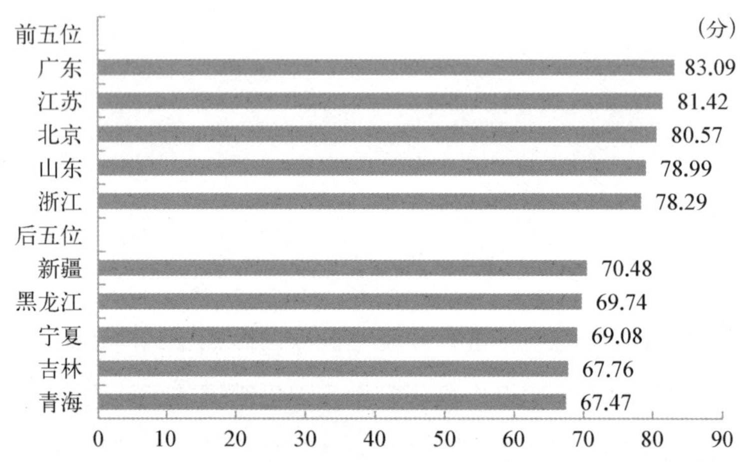

图 5–1　31 个省区市健康环境指数前后五位得分排序

表 5–1　31 个省区市健康环境指数得分及排序

排名	省区市	健康环境指数得分	健康环境指数百分制得分
1	广东	16.668 044 63	83.09
2	江苏	16.007 168 02	81.42
3	北京	15.673 096 99	80.57
4	山东	15.063 636 33	78.99
5	浙江	14.797 244 30	78.29
6	安徽	14.544 187 28	77.61
7	福建	14.524 001 59	77.56
8	湖南	14.517 167 56	77.54
9	江西	14.433 023 50	77.32

（续表）

排名	省区市	健康环境指数得分	健康环境指数百分制得分
10	河南	14.408 694 43	77.25
11	四川	14.302 160 68	76.97
12	上海	14.272 281 92	76.89
13	广西	14.167 075 68	76.60
14	湖北	14.148 804 55	76.55
15	河北	14.120 483 67	76.48
16	辽宁	14.086 184 43	76.38
17	重庆	13.786 958 61	75.57
18	陕西	13.655 681 83	75.21
19	海南	13.227 539 18	74.02
20	云南	13.053 324 21	73.53
21	山西	12.935 793 77	73.20
22	内蒙古	12.648 099 26	72.38
23	天津	12.570 222 32	72.16
24	西藏	12.513 106 55	71.99
25	贵州	12.429 136 08	71.75
26	甘肃	12.221 215 13	71.15
27	新疆	11.992 394 27	70.48
28	黑龙江	11.742 796 44	69.74
29	宁夏	11.522 891 88	69.08
30	吉林	11.085 219 57	67.76
31	青海	10.992 181 97	67.47
全国平均值		13.616 445 70	75.00
百分标准值		24.143 531 93	100

（二）31 个省区市健康环境指数比较分析

健康环境维度指向的是自然与人类活动共同营造的复合环境，指标包括“建成区绿化覆盖率”、“城市污水日处理能力”、“生活垃圾无害化处理率”、“农村无害化卫生厕所普及率”、“人均废气中污染物排放情况”等。考虑到自然禀赋的天然性，与之前相比，健康环境更加强化了人类活动的相关指标。

根据统计数据，健康环境指数排在前五位的是广东（83.09 分）、江苏（81.42 分）、北京（80.57 分）、山东（78.99 分）、浙江（78.29 分）。其中，广东、江苏、山东的健康环境指数高于 80 分。在健康环境的 31 个省区市榜单中，18 个省区市高于平均值，13 个省区市低于平均值。从区域分布来看，健康环境维度的得分彼此交错，区域差异虽然存在，但不是特别显著。从纵向发展来看，31 个省区市健康环境指数较往年均有提升。

广东省位居健康环境指数的榜首。根据统计数据，广东“城市污水日处理能力”2 179.6 万立方米，排名第一；“建成区绿化覆盖率（%）”43.5%，排名第四；“农村无害化卫生厕所普及率”93%，排名第六；“人均废气中污染物排放量”0.012 2 吨，排名第六。党的十八大以来，广东坚持以环境质量改善为核心，扎实开展环境污染综合治理，环境质量持续改善。一是全面实施《广东省大气污染防治行动方案》。完成大气污染治理项目数千项，基本淘汰珠三角地区高污染燃料禁燃区高污染燃料锅炉。近年来广东省空气质量持续改善，雾霾天气明显减少。二是持续推进水环境综合整治。广东深入实施《南粤水更清行动计划》，加快推进污水处理设施建设，加强重污染河流及内河整治。广东城市“城市污水日处理能力”位居全国首位。三是坚持绿色发展，大力推进国家森林城市建设。广东省设立地方生态保护补偿专项资金、实施环保实绩考核制度、成立生态资源环境综合执法部门、发布“生态环境指数”等，国家森林城市建设走在全国前列，建成区绿化率位居全国第四。

二　东部地区健康环境指数分析

（一）东部地区健康环境指数得分排序

表5-2　东部地区健康环境指数得分及排序

排名	省区市	健康环境指数得分	健康环境指数百分制得分
1	广东	16.668 044 63	83.09
2	江苏	16.007 168 02	81.42
3	北京	15.673 096 99	80.57
4	山东	15.063 636 33	78.99
5	浙江	14.797 244 30	78.29
6	福建	14.524 001 59	77.56
7	上海	14.272 281 92	76.89
8	河北	14.120 483 67	76.48
9	海南	13.227 539 18	74.02
10	天津	12.570 222 32	72.16
全国平均值		13.616 445 70	75.00
百分标准值		24.143 531 93	100

（二）东部地区健康环境指数比较分析

根据统计数据，东部地区在“健康环境”这一维度的总体表现居于优势，8个省市的得分高于全国平均值75分，海南、天津低于全国平均值。从数据可以看出，同属东部地区，广东（83.09 分）、江苏（81.42 分）、北京（80.57 分）的综合表现更加亮眼，得分均在 80 分以上，夺得前三甲。

在省区市的“健康环境”指数榜单中，东部地区囊括了前五名。江苏排名第二。近年来，江苏坚持生态优先的发展之路，以环保先行引领经济转型升级，《江苏省大气污染防治条例》、《江苏省循环经济促进条例》等相继出台，各项污染治理成效显著。统计数据显示，2017 年，江苏 PM2.5 浓度为 49 微克每立方米，空气质量优良天数全年占比 68%，13 个设区市平均重污染天数降至 3 天；二氧化硫、氮氧化物排放量比五年前分别削减了 24.6%、27%。江苏省气象局监测数据显示，江苏平均霾日从 2013 年的 178 天下降到 2017 年的 60.5 天，重污染天气过程从 23 次减少到 7 次。

江苏素有鱼米之乡的自然优势，水是江苏的灵魂。江苏是全国唯一同时拥有大江大河大湖大海的省份。长江横穿东西 433 公里，大运河纵贯南北 718 公里；乡级以上河道 2 万多条，列入省骨干河道名录的 727 条；列入省湖泊保护名录的湖泊 137 个。系统推进这些河湖的综合治理是江苏治水的重中之重。近年来，江苏通过全面推行河长制湖长制，大力推进河湖综合治理和长效管护。一方面控源截污，强化源头治理，减少污染物排放量；另一方面整治水环境，强化内源治理，提升水资源承载能力，促进水环境质量持续改善。河湖管护范围划定有序开展，乱建、乱占、乱排河湖“三乱”专项整治扎实推进，大江大河大湖水质趋好。太湖水质达标率达到 88.3%，东太湖水质达到Ⅱ类，城乡水环境持续改善人民群众对水生态满意度和幸福感大幅提升。[1]

从数据来看，同属东部地区，海南和天津健康环境得分偏低，尚未达到全

[1] 陈杰.高质量推进江苏系统治水行动［N/OL］.群众网，2018-10-05.http://www.qunzh.com/qkzx/gwqk/qz/2018/201819/201810/t20181011_41546.html.

国平均水平，在健康环境方面需要付出更多的努力，从而早日为人民群众创造一个优质的健康环境。

三　中部地区健康环境指数分析

（一）中部地区健康环境指数得分排序

表 5-3　中部地区健康环境指数得分及排序

排名	省区市	健康环境指数得分	健康环境指数百分制得分
1	安徽	14.544 187 28	77.61
2	湖南	14.517 167 56	77.54
3	江西	14.433 023 50	77.32
4	河南	14.408 694 43	77.25
5	湖北	14.148 804 55	76.55
6	山西	12.935 793 77	73.20
全国平均值		13.616 445 70	75.00
百分标准值		24.143 531 93	100

（二）中部地区健康环境指数比较分析

根据统计数据，中部六省在健康环境这一维度总体表现优于全国平均水平。安徽（77.61 分）、湖南（77.54 分）、江西（77.32 分）、河南（77.25 分）、湖北（76.55 分）五省高于全国平均分，山西（73.20 分）得分低于全国平均分。

安徽位居中部地区健康环境指数首位，在 31 个省区市榜单中排在第 6 名。2018 年，安徽围绕“蓝天”、“碧水”、“净土”开展“保卫战”，开展环境污染综合整治，空气质量优良天数比例为 71%，比 2017 年提高了 4.3 个百分点，空气环境指标多年来首次实现大幅改善；国家控制考核断面的水质优良比例 75.2%，比 2017 年提高 3.5 个百分点，达到国家考核要求。

在“蓝天保卫战”中，安徽各地以“控煤、控气、控车、控尘、控烧”五控措施为抓手，从源头上削减大气污染物排放量。2018 年，在气象条件与上年整体相当的情况下，安徽空气质量明显改善。全省 PM10 年均浓度为 76 微克 / 立方米，比上年下降 13.6%；全省 PM2.5 年均浓度为 49 微克 / 立方米，比上年下降 12.5%，降幅在长三角区域位居前列。

在“碧水保卫战”中，安徽省深入实施“水十条”，着力推进美丽长江（安徽）经济带、淮河生态经济带建设，启动新一轮巢湖综合治理，重点做好治理城镇污染、治理农业农村污染、治理水源地污染、治理工业污染、治理船舶港口污染等“五治”。2018 年，全省水环境劣Ⅴ类断面比例 1.9%，较 2017 年下降了 0.9 个百分点。城市建成区 226 个黑臭水体共有 187 个达到“不黑不臭”的目标，消除比例为 82.7%。

在“净土保卫战”中，安徽省基本完成农用地土壤污染状况详查，初步掌握农用地土壤污染状况。全省 16 个市 94 个县（市、区）建立了疑似污染地块清单，11 个市建立了污染地块名录。为净化土壤，安徽加强固体废物污染防治，累计排查固体废物环境问题 1 763 个，现已基本完成整改。加快推进垃圾分类处理，扎实推进合肥、铜陵 2 个国家级和淮北、滁州、宣城、池州、马鞍山、芜湖市 6 个省级生活垃圾强制分类试点。淮南、蚌埠、淮北 3 市入选全国建筑垃圾治理试点城市。建成运行生活垃圾处理设施 5 座，新增生活垃圾处理能力 2 700 吨 / 日，累计超过 4 万吨 / 日。[1]

---

[1] 汪乔.安徽2018年环保成绩单出炉　全省PM2.5降幅在长三角区域位居前列［N/OL］.中安在线，2019-05-23.http://ah.anhuinews.com/system/2019/05/22/008147618.shtml.

四　西部地区健康环境指数分析

（一）西部地区健康环境指数得分排序

表 5-4　西部地区健康环境指数得分及排序

排名	省区市	健康环境指数得分	健康环境指数百分制得分
1	四川	14.302 160 68	76.97
2	广西	14.167 075 68	76.60
3	重庆	13.786 958 61	75.57
4	陕西	13.655 681 83	75.21
5	云南	13.053 324 21	73.53
6	内蒙古	12.648 099 26	72.38
7	西藏	12.513 106 55	71.99
8	贵州	12.429 136 08	71.75
9	甘肃	12.221 215 13	71.15
10	新疆	11.992 394 27	70.48
11	宁夏	11.522 891 88	69.08
12	青海	10.992 181 97	67.47
全国平均值		13.616 445 70	75.00
百分标准值		24.143 531 93	100

（二）西部地区健康环境指数比较分析

根据统计数据，西部地区健康环境指数总体弱于全国平均水平。西部 12 个省区市中，四川（76.97 分）、广西（76.60 分）、重庆（75.57 分）、陕西（75.21 分）高于全国平均值，其余 8 个省区市均低于全国平均值。可见，西部地区在健康环境方面尚存在很大的进步空间。

四川“健康环境”指数位于西部地区首位，在31个省区市榜单中排在第11名。近年来，四川持续保持环保高压态势，强力推进环境治理，生态环境各项指标均达到了“十三五”以来最好水平。2018年，四川全省大气优良率同比上升2.6个百分点，全省水质优良率同比上升14.9个百分点，都高于国家考核目标。四川是长江上游重要生态屏障和水源涵养地，肩负维护国家生态安全的重大使命。在落实生态环境部印发的《长江保护修复攻坚战行动计划》8个方案的基础上，四川省结合自身实际，研究出台了14个专项行动方案。其中，涉水污染防治类10个，包括劣V类断面整治、重点小流域整治、琼江流域攻坚、城市黑臭水体治理、工业园区治理、“三磷”整治、饮用水水源地整治等。2019年1—5月，全省87个国考断面中水质优良断面为75个，占比86.2%，同比上升4.6个百分点，高于国家考核要求（80.5%）5.7个百分点；无劣V类水质断面。其中，沱江流域水环境质量同比改善明显。

值得关注的是，2018年四川GDP达到了40 678.13亿元，首次跻身“4万亿俱乐部”，增长率保持在8.0%，全省战略性新兴产业增长15%，服务业增加值占比超过50%，单位GDP能耗下降4%。四川发展的实践证明，环境治理与经济发展良性循环，才是真正意义上的双赢。

五　东北地区健康环境指数分析

（一）东北地区健康环境指数得分排序

表5-5　东北地区健康环境指数得分及排序

排名	省区市	健康环境指数得分	健康环境指数百分制得分
1	辽宁	14.086 184 43	76.38
2	黑龙江	11.742 796 44	69.74
3	吉林	11.085 219 57	67.76

（续表）

排名	省区市	健康环境指数得分	健康环境指数百分制得分
全国平均值		13.616 445 70	75.00
百分标准值		24.143 531 93	100

（二）东北地区健康环境指数比较分析

根据统计数据，东北地区健康环境指数表现欠佳。三个省份中，只有辽宁（76.38 分）高于全国平均水平 75 分，黑龙江和吉林都在全国平均水平之下，且未达到 70 分。在 31 个省区市榜单中，东北三省的排名分别是第 16、第 28、第 30 名，都存在很大的进步空间。东北地区是全国的重工业基地，环境污染十分严重，历史欠账较多，大气、水和土壤环境问题都很突出。

辽宁“健康环境”指数为 76.38 分，在东北三省中位列第一。近年来，为了落实国家环境治理战略，辽宁省政府持续推进污染治理攻坚战。为了改善空气质量，辽宁省加大了拆除燃煤小锅炉和淘汰黄标车及老旧车辆力度。自 2013 年以来，全省拆除燃煤小锅炉近两万台，淘汰黄标车及老旧车辆 104.6 万辆，对改善空气质量发挥了重要作用。为了改善水质，辽宁省组织开展集中式饮用水水源地环境保护专项行动，确保让全省群众喝上干净水。同时，辽宁省大力推进重污染河流治理，努力消灭劣Ⅴ类水体。为了改善农村生活居住环境，截至 2019 年，辽宁省完成了 4 400 多个村的村庄环境治理工作，村容村貌明显改观，近一半农村人口享受到美好环境。118 个村完成“厕所革命”，2.8 万户农民受益。

经过一系列的整治，辽宁省生态环境持续向好，根据生态环境部对“大气十条”终期考核结果，辽宁省空气质量改善目标完成情况为良好。国家考核辽宁省五项水环境指标，2017 年除 1 项地表水劣Ⅴ类水体控制比例没有达到国家指标外，其他 4 项均达到国家考核标准。盘锦市大洼区获评全国首批生态示范县，大连市、本溪满族自治县国家生态文明先行示范区建设稳步推进。

六 健康环境相关指标分析

（一）建成区绿化覆盖率（%）

根据统计数据（见图 5-2、表 5-6），建成区绿化覆盖率排在前五位的是：北京（48.4%）、江西（45.2%）、福建（43.7%）、广东（43.5%）、江苏（43.0%）；排在后五位的是：吉林（35.8%）、黑龙江（35.5%）、西藏（34.8%）、甘肃（33.3%）、青海（32.6%）。建成区绿化覆盖率排在第一位的北京比排在最后一位的青海高 15.8 个百分点。

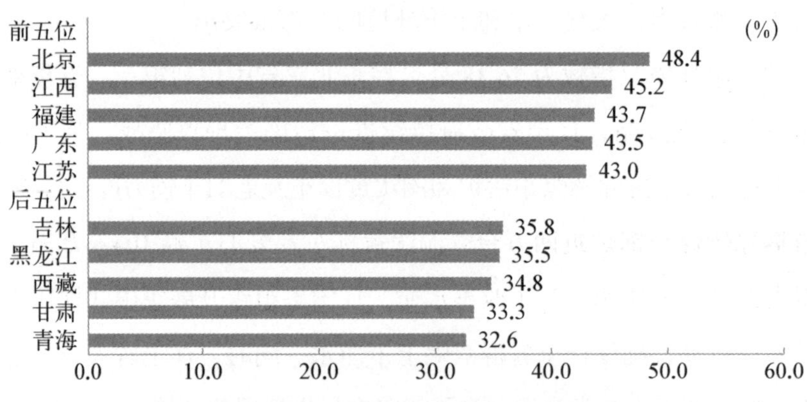

图 5-2 31 个省区市建成区绿化覆盖率前后五位比较

表 5-6 31 个省区市建成区绿化覆盖率

排 名	省 区 市	建成区绿化覆盖率(%)
1	北京	48.4
2	江西	45.2
3	福建	43.7

（续表）

排　名	省　区　市	建成区绿化覆盖率(%)
4	广东	43.5
5	江苏	43.0
6	安徽	42.2
7	山东	42.1
8	河北	41.8
9	湖南	41.2
10	辽宁	40.7
11	山西	40.6
12	浙江	40.4
12	宁夏	40.4
14	重庆	40.3
15	内蒙古	40.2
16	海南	40.1
17	四川	40.0
17	新疆	40.0
19	陕西	39.9
20	河南	39.4
21	上海	39.1
21	广西	39.1
23	云南	38.9
24	湖北	38.4
25	贵州	37.0
26	天津	36.8

（续表）

排　名	省　区　市	建成区绿化覆盖率(%)
27	吉林	35.8
28	黑龙江	35.5
29	西藏	34.8
30	甘肃	33.3
31	青海	32.6

城市绿化与居民生活环境息息相关，充足的城市绿化能有效改善居民生活环境质量。建成区绿化覆盖率[1]是用来衡量城市公共环境绿化情况的重要指标。根据统计数据，北京以48.4%的建成区绿化覆盖率高居榜首，江西、福建紧随其后。18个省区市建成区绿化覆盖率达到了40%以上。在“建成区绿化覆盖率”榜单的前十名中，东部地区占据了6席，中部地区占据3席，东北地区占据1席，西部地区未进入前十名榜单。

近年来，为了改善生态环境，北京大力推进造林绿化造林建设。2018年，北京市启动新一轮百万亩造林绿化建设任务。2019年，计划造林绿化23万亩。截至2019年5月，已完成造林绿化17.8万亩，种下各类苗木720万株，完成全年计划的77%。在城区，28处公园绿地、10处城市森林、50处小微绿地和200公里健康绿道全部启动建设。同时，北京8处城市公园、7处郊野公园建设正全面推进。在浅山区，丰富的乡土树种已打造出成片景观生态林。同时，京津风沙源治理、彩色树种造林、美丽乡村绿化等工程项目也在有序推进。

值得关注的是，在近年来的造林绿化建设中，北京更加注重提升绿化的综合

[1] 所谓城市建成区绿化覆盖率（%）是指在城市建成区的绿化覆盖面积占建成区面积的百分比。绿化覆盖面积是指城市中乔木、灌木、草坪等所有植被的垂直投影面积。

效益。例如，要求选用乡土、长寿、抗逆、食源、美观树种，更注重乔灌草复层结构和林分密度调控，突出生态功能，提升生物多样性。同时，强化科技成果应用，大力推广集雨节水、增彩延绿、土壤改良、抗旱保活等造林绿化关键技术研究成果的转化应用，推进园林绿化废弃物资源循环利用，巩固提高造林绿化成果。北京市园林绿化局下发的《促进北京市园林绿化高质量发展试点工作方案》，还对生物多样性提升、森林质量提升、土壤质量提升、自然教育与森林体验、节水园林等5大方面提出了13项具体技术措施，保障首都园林绿化建设高质量发展。[1]

（二）城市污水日处理能力（万立方米）

根据统计数据（见图5-3、表5-7），城市污水日处理能力排在前五位的是：广东（2 179.6万立方米）、江苏（1 773.6万立方米）、山东（1 156.4万立方米）、

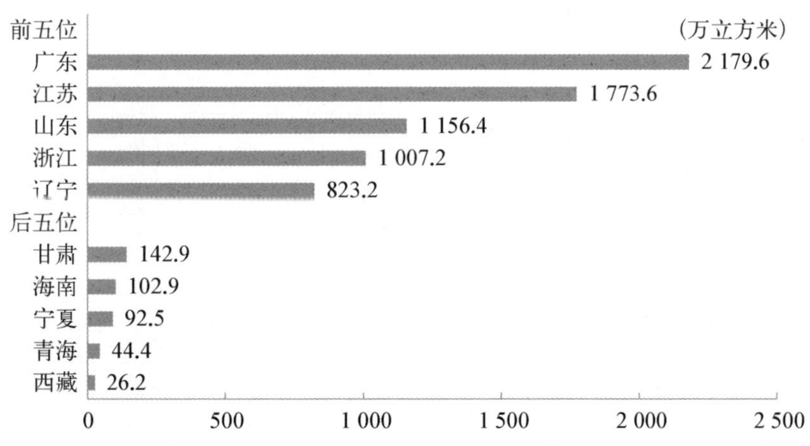

图5-3　31个省区市城市污水日处理能力前后五位比较

[1] 北京完成造林绿化17.8万亩　已超全年计划七成[N/OL].中国林业网，2019-05-31.http://www.forestry.gov.cn/main/1100/20190531/085247700329950.html.

浙江（1 007.2 万立方米）、辽宁（823.2 万立方米）；排在后五位的是：甘肃（142.9 万立方米）、海南（102.9 万立方米）、宁夏（92.5 万立方米）、青海（44.4 万立方米）、西藏（26.2 万立方米）。城市污水日处理能力排在第一位的广东比排在最后一位的西藏高 2 153.4 万立方米。

表 5–7　31 个省区市城市污水日处理能力

排　名	省　区　市	城市污水日处理能力(万立方米)
1	广东	2 179.6
2	江苏	1 773.6
3	山东	1 156.4
4	浙江	1 007.2
5	辽宁	823.2
6	上海	821.0
7	河南	743.8
8	湖北	697.1
9	广西	696.6
10	北京	687.6
11	四川	670.5
12	河北	587.3
13	湖南	566.0
14	安徽	544.2
15	黑龙江	429.2
16	福建	421.6
17	吉林	409.3
18	重庆	319.0
19	陕西	304.0

（续表）

排　名	省　区　市	城市污水日处理能力(万立方米)
20	天津	293.5
21	江西	278.1
22	新疆	257.5
23	山西	257.1
24	云南	254.7
25	内蒙古	248.1
26	贵州	201.6
27	甘肃	142.9
28	海南	102.9
29	宁夏	92.5
30	青海	44.4
31	西藏	26.2

随着经济社会的发展，城市水资源短缺的压力越来越大，究其根源，是水的社会循环超出了水的自然循环的承载能力。因此，只有充分尊重水的自然循环规律，合理使用水资源，使水的社会循环不损害自然循环的内在规律，从而维系或恢复城市乃至流域的良好水环境，才是水资源可持续利用的有效途径。这就要求人类从“取水—输水—用户—排放”的单向开放型的用水模式转变为“节制地取水—输水—用户—再生水”的反馈式循环流程，提高水的利用效率。要想实现用水模式的转变，加强污水处理和再生利用是关键。

根据统计数据，广东（2 179.6 万立方米）城市污水日处理能力在 31 个省区市中排名第一，江苏（1 773.6 万立方米）、山东（1 156.4 万立方米）、浙江（1 007.2 万立方米）紧随其后，均超过 1 000 万立方米。从数据可以看出，各省区市城市污水日处理能力存在显著差异。在榜单前十名中，东部地区占据 6 席，中部地区占据 2 席，西部地区占据 1 席，东北地区占据 1 席。榜单数据显示，总体而言，东部地区城市污水日处理能力高于其他地区，西部地区城市污水日处理能力总体较弱，宁夏、青海、西藏等地区城市污水日处理能力还未达到 100 万立方米。

广东在城市污水日处理能力方面表现优异，拔得头筹。广东水网密布，在漫长的南粤江河上阻截污染，将原来直排入河的污水收集处理，是改善水质的良策。“十三五”以来，广东省城乡水务建设方面各项工作取得显著成效。污水处理等城镇基础设施建设明显提速，广东城市（县城）污水处理设施处理能力连续多年全国第一，城乡污水处理设施覆盖范围不断扩大。其中，珠三角 7 市（广州、深圳、珠海、佛山、惠州、东莞、中山）实现镇级污水处理设施全覆盖。城市黑臭水体治理取得新进展，广州、深圳、东莞等市的双岗涌、车陂涌、土华涌、华阳湖等在中央环保督察期间在督察公众号上作为典型经验受到充分肯定。深圳海绵城市试点建设在全国名列前茅，广州成功申报全国第一批黑臭水体治理示范市。[1]

（三）生活垃圾无害化处理率（%）

根据统计数据（见图 5-4、表 5-8），生活垃圾无害化处理率排在前五位的是：海南（100%）、山东（100%）、浙江（100%）、江苏（100%）、上海（100%）；排在后五位的是：天津（94.4%）、云南（92.7%）、新疆（88.6%）、黑龙江（82.7%）、吉林（71.8%）。生活垃圾无害化处理率并列第一位的海南、山东、浙江、江苏、上海比排在最后一位的吉林高 28.2 个百分点。

[1] 2020年底广东省城市黑臭水体消除比例要达90%以上［N/OL］. 第一环保网，2018-12-18.http://www.epwho.com/news/201812/18/175931.html.

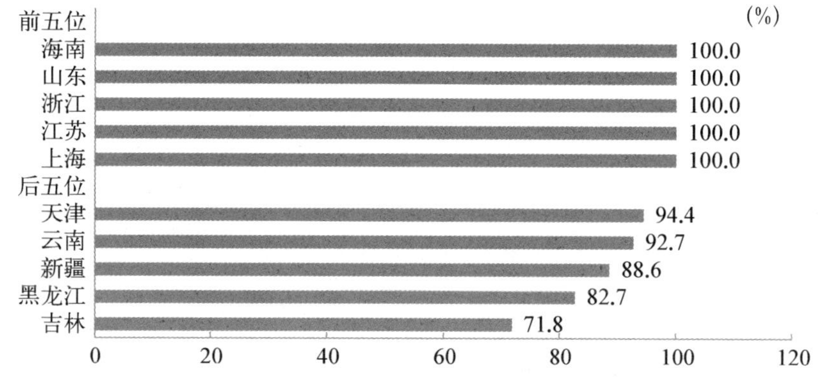

图5-4　31个省区市生活垃圾无害化处理率前后五位比较

表5-8　31个省区市生活垃圾无害化处理率

排　名	省　区　市	生活垃圾无害化处理率(%)
1	上海	100.0
1	江苏	100.0
1	浙江	100.0
1	山东	100.0
1	海南	100.0
6	北京	99.9
6	安徽	99.9
6	湖北	99.9
6	广西	99.9
10	河北	99.8
10	湖南	99.8
12	河南	99.7
13	内蒙古	99.4
13	福建	99.4

（续表）

排　名	省 区 市	生活垃圾无害化处理率(%)
13	重庆	99.4
16	辽宁	99.1
16	宁夏	99.1
18	陕西	99.0
19	四川	98.5
20	甘肃	98.4
21	广东	98.0
22	江西	97.6
23	西藏	95.4
24	贵州	95.2
25	山西	94.9
26	青海	94.8
27	天津	94.4
28	云南	92.7
29	新疆	88.6
30	黑龙江	82.7
31	吉林	71.8

所谓“生活垃圾无害化处理”是指在处理生活垃圾的过程中采用先进的工艺和技术，降低垃圾及其衍生物对环境的影响，减少废物排放，做到资源回收利用的过程。垃圾无害化处理的工艺主要有：卫生填埋、堆肥和焚烧三种。随着经济社会不断向前发展，生活垃圾的处理问题日益凸显。生活垃圾无害化处理与大气、水、土壤污染防治密切相关，是生态文明建设和环境保护工作中不

可或缺的重要一环，是重要的民生工程。

近年来，我国加快推进生活垃圾无害化处理进程，2016 年 12 月，《“十三五”全国城镇生活垃圾无害化处理设施建设规划》出台，明确要求到 2020 年底，直辖市、计划单列市和省会城市（建成区）生活垃圾无害化处理率达到 100%；其他设市城市生活垃圾无害化处理率达到 95% 以上。此后，我国生活垃圾利用处置能力提升显著。2017 年，全国垃圾无害化处理率达到了 97.7%。

根据统计数据，上海、江苏、浙江、山东、海南生活垃圾无害化处理率均为 100%，并列第一。在“生活垃圾无害化处理率”的省区市榜单中，18 个省区市达到 99% 以上，28 个省区市达到 90% 以上，生活垃圾无害化处理率低于 90% 的只有新疆（88.6%）、黑龙江（82.7%）、吉林（71.8%）。

上海在生活垃圾的无害化处理方面走在全国前列。2018 年 2 月，上海市人民政府办公厅印发《关于建立完善本市生活垃圾全程分类体系的实施方案》，2019 年 1 月 31 日，上海市第十五届人民代表大会第二次会议通过了《上海市生活垃圾管理条例》，于 2019 年 7 月 1 日起施行。自此，“垃圾分类”正式纳入上海法制框架。在住建部第一、第二季度对全国 46 个试点城市的考核中，上海市连续位列第一。2019 年 7 月，上海城管执法部门累计检查个人垃圾分类实施情况 18 171 人次，但依法立案查处的个人案件只有 74 起。上海各界遵守《条例》规定的情况也越来越好。

（四）农村无害化卫生厕所普及率（%）

根据统计数据（见图 5–5、表 5–9），农村无害化卫生厕所普及率排在前五位的是：上海（99.1%）、北京（98.1%）、浙江（96.7%）、福建（93.5%）、天津（93.2%）；排在后五位的是：内蒙古（33.5%）、陕西（29.2%）、吉林

（27.9%）、青海（19.7%）、黑龙江（15.8%）；其中西藏自治区无数据。农村无害化卫生厕所普及率排在第一位的上海比排在最后一位的黑龙江高83.3个百分点。

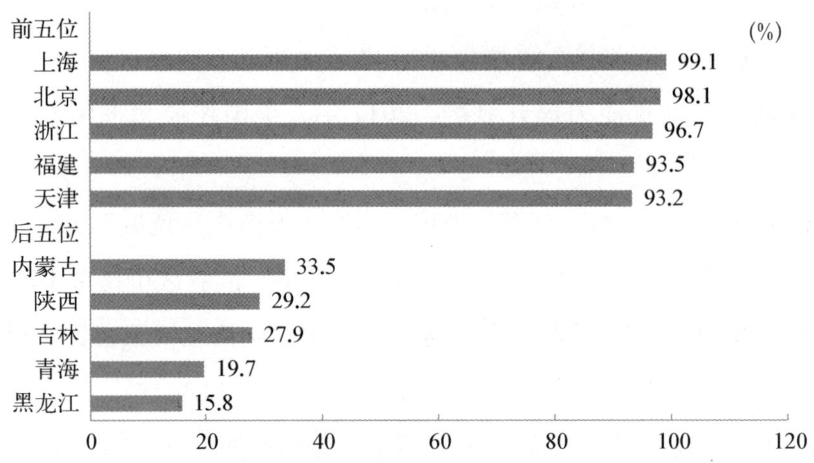

图5-5 31个省区市农村无害化卫生厕所普及率前后五位比较

表5-9 31个省区市农村无害化卫生厕所普及率

排　名	省　区　市	农村无害化卫生厕所普及率（%）
1	上海	99.1
2	北京	98.1
3	浙江	96.7
4	福建	93.5
5	天津	93.2
6	广东	93.0
7	江苏	92.5
8	广西	86.5
9	海南	85.3

（续表）

排　名	省　区　市	农村无害化卫生厕所普及率（%）
10	山东	78.5
11	江西	77.7
12	四川	66.6
13	重庆	66.2
14	湖北	58.9
15	河南	57.1
16	宁夏	56.1
17	河北	51.8
18	贵州	48.0
18	新疆	48.0
20	云南	45.6
21	安徽	45.3
22	辽宁	45.2
23	湖南	43.8
24	山西	38.0
25	甘肃	36.6
26	内蒙古	33.5
27	陕西	29.2
28	吉林	27.9
29	青海	19.7
30	黑龙江	15.8
31	西藏	—

所谓“无害化卫生厕所”指的是符合卫生厕所的基本要求，具有粪便无害化处理设施、按规范进行使用管理的厕所。没有经过无害化处理的粪便导致农村肠道传染病和媒介性疾病时有发生与流行，是疾病传播的重要因素。“厕所”是全世界曾经面临或正在面临的难题。19 世纪的伦敦，因为排污设备差，市民普遍直接把粪便倒入下水道，泰晤士河沦为巨大粪水池，导致霍乱等疾病滋生，婴儿夭折率很高。在我国，农村厕所卫生问题突出，基础设施建设存在短板，部分农村缺少排污管网，厕所蚊蝇寄生、环境恶劣，严重制约了乡村振兴和美丽乡村建设的进程。

近年来，我国加快推进农村“厕所革命”，“厕所革命”能够实现粪便、秸秆、有机垃圾等农村主要废弃物的无害化处理和资源化利用，降低土壤和水源污染，净化家园、田园以及水源，从而提升农民生活质量和健康环境。2018 年 2 月，中共中央办公厅、国务院办公厅印发《农村人居环境整治三年行动方案》，提出到 2020 年，我国卫生厕所普及率要达到 85% 左右。2019 年初，中央农办、农业农村部、国家卫生健康委等 8 部委联合印发《关于推进农村“厕所革命”专项行动的指导意见》。2019 年，中央协调 70 亿元资金用于农村“厕所革命”整村推进财政奖补，同时用 30 亿元专项中央预算投资，支持中西部地区以县为单位因地制宜开展农村厕所粪污治理、生活垃圾污水治理等农村人居环境基础设施建设，并要求各地加大农村改厕资金支持力度。

根据统计数据，上海“农村无害化卫生厕所普及率”99.1%，位居榜首。近年来，上海以农村改厕为抓手，持续推进农村人居环境整治。2019 年，“农村改厕”被列为爱国卫生与健康促进工作的主抓工作，2020 年，上海农村户用无害化卫生厕所将 100% 普及，并将实现国家卫生镇基本全覆盖。在“农村无害化卫生厕所普及率”全国榜单的前十名中，东部地区占据 9 席，西部地区占据 1 席。在全国 30 个省区市中，“农村无害化卫生厕所普及率”高于 90% 的有

7个，介于90%—80%之间的2个，介于80%—70%之间的2个，介于70%—60%之间的2个，介于60%—50%之间的4个，介于50%—40%之间的6个，介于40%—30%之间的3个，介于30%—20%之间的2个，介于20%—10%之间的2个。从数据可以看出，“农村无害化卫生厕所普及率”占比跨度从15.8%到99.1%，各省区市数据差异非常大，大部分省区市都存在巨大的进步空间，需要持续推进此项工作。

（五）人均废气中污染物排放量（吨／人）

根据统计数据（见图5-6，表5-10），人均废气中污染物［主要包括二氧化硫、氮氧化物和烟（粉）尘］排放量低的前五位是：北京（0.008 5吨／人）、海南（0.010 3吨／人）、上海（0.010 7吨／人）、湖南（0.011 5吨／人）、西藏（0.011 9吨／人）；污染物排放量高的五位是：山西（0.041 3吨／人）、青海（0.049 2吨／人）、新疆（0.053 5吨／人）、内蒙古（0.062 8吨／人）、宁夏（0.081 7吨／人）。人均废气中污染物排放量最低的北京比最高的宁夏排放量低0.073 2吨。

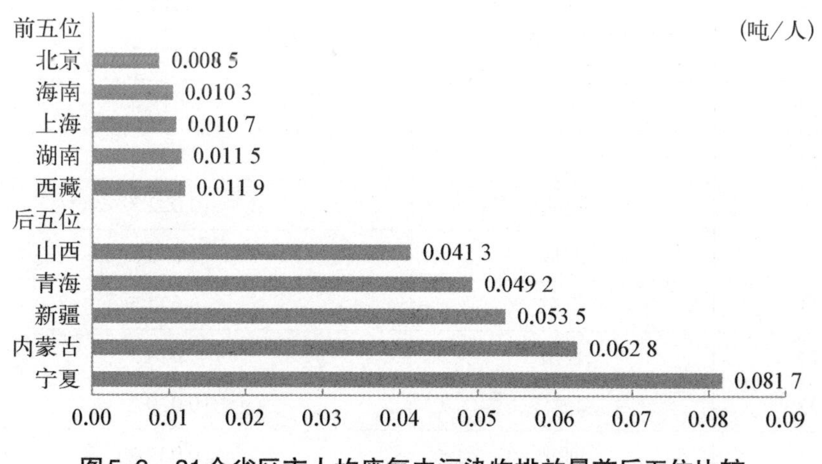

图5-6 31个省区市人均废气中污染物排放量前后五位比较

表5-10　31个省区市人均废气中污染物排放量

排　名	省　区　市	人均废气中污染物排放量(吨／人)
1	北京	0.008 5
2	海南	0.010 3
3	上海	0.010 7
4	湖南	0.011 5
5	西藏	0.011 9
6	广东	0.012 2
7	河南	0.012 3
8	四川	0.012 9
9	湖北	0.013 3
10	浙江	0.013 7
11	福建	0.014 9
12	广西	0.015 0
13	安徽	0.016 1
14	天津	0.016 9
15	重庆	0.017 6
16	云南	0.018 3
17	江西	0.018 4
18	江苏	0.021 3
19	陕西	0.022 3
20	吉林	0.022 7
21	山东	0.024 5
22	甘肃	0.024 7
23	黑龙江	0.029 2
24	河北	0.032 7

（续表）

排　名	省　区　市	人均废气中污染物排放量（吨／人）
25	贵州	0.034 7
26	辽宁	0.035 5
27	山西	0.041 3
28	青海	0.049 2
29	新疆	0.053 5
30	内蒙古	0.062 8
31	宁夏	0.081 7

目前，空气污染已成为世界性难题，威胁人们的公共健康。根据统计数据，以上 31 个省区市人均废气中污染物排放量基本上均有下降。在“人均废气中污染物排放量”的榜单中，北京表现最佳，蝉联第一，排放量为 0.011 9 吨 / 人，海南、上海紧随其后。上海进步显著，由之前的 0.024 5 吨 / 人降至 0.010 7 吨 / 人，名次跃升至第 3 名。

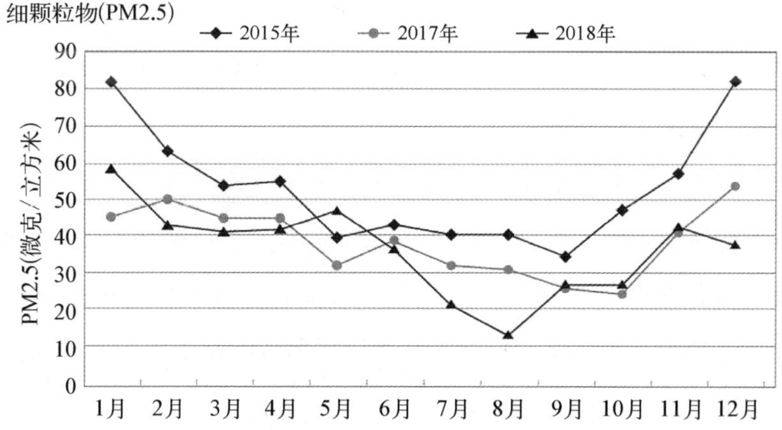

图5-7　2017—2018年及基准年2015年各月PM2.5月均浓度比较

近年来，上海持续推进大气污染治理，将大气污染治理纳入法制框架。2014 年 7 月 25 日，上海市十四届人大常委会第 14 次会议修订通过《上海市大气污染防治条例》。2018 年，《上海市大气污染防治条例》再次修订发布。上海市生态环境状况公报显示，2018 年，上海 PM2.5、PM10、二氧化硫、二氧化氮 4 项污染物的年均浓度均创下历年最低纪录。其中，PM2.5 年均浓度蝉联“3”字头，为 36 微克 / 立方米，宣告上海提前完成“十三五”空气环境质量改善目标。2018 年全年上海环境空气质量指数（AQI）优良率为 81.1%。[1] 同年，为了进一步改善上海空气质量，降低大气 PM2.5 浓度，遏制 O3 污染态势，上海市发布了《上海市清洁空气行动计划（2018—2022 年）》，坚持走生态友好的发展之路，保障人民群众身体健康。

七 健康环境治理的中国模式：以爱国卫生运动为例

在我国，爱国卫生运动有着悠久的历史和特殊的历史背景。1933 年，毛泽东同志在《长冈乡调查》一文中指出：“疾病是苏区中一大仇敌，因为它减弱我们的力量。如长冈乡一样，发动广大群众的卫生运动，减少疾病以至消灭疾病，是每个乡苏维埃的责任”。在抗日战争和解放战争时期，陕甘宁边区政府把开展全地区卫生运动列为施政纲领。1941 年陕甘宁边区成立了防疫委员会，开展以灭蝇、灭鼠，防止鼠疫、霍乱为中心的军民卫生运动。

1952 年 2 月 29 日，美国飞机共 14 批 148 架次侵入我国安东穴丹东雪、抚顺等地。先在抚顺，后来又在其他地区播撒带有病毒、细菌的昆虫，对我国发动了细菌战争。当年 3 月 14 日，政务院决定成立中央防疫委员会。3 月 19 日，中央防疫委员会向各省、市、自治区发布反细菌战的指示，要求各地做好灭蝇、

[1] 陈玺撼. 上海聚焦重点全力推进污染防治攻坚战，不断满足市民优美生态环境需要［N/OL］. 上观，2019-07-22.https://www.jfdaily.com/news/detail?id=164588.

灭蚊、灭蚤、灭鼠以及杀灭其他病媒昆虫的工作。

在中央防疫委员会的领导下，各地迅速掀起了群众性卫生运动的新高潮，即“除四害运动”。仅半年里，全国就清除垃圾 1 500 多万吨，疏通渠道 28 万公里，新建改建厕所 490 万个，改建水井 130 万眼。共灭鼠 4 400 多万只，消灭蚊、蝇、蚤共 200 多万斤，还填平了一大批污水坑塘，我国城乡的卫生面貌有了不同程度的改善。人们把这项伟大的运动称之为“爱国卫生运动”。1952 年 12 月，“中央防疫委员会”更名为“中央爱国卫生运动委员会”。

党的十一届三中全会以来，爱国卫生运动进入了一个新的历史时期。1978 年 4 月，国务院发出《关于坚持开展爱国卫生运动的通知》，要求各地爱国卫生运动委员会及其办事机构，把卫生运动切实领导起来。同年 8 月在山东烟台召开的全国爱国卫生运动现场经验交流会议，以及其后在内蒙古赤峰市、黑龙江哈尔滨市、山西晋城县分别召开的城市和农村卫生现场会议，总结推广他们提出的“人民城市人民建”、“门前三包”（卫生、秩序、绿化）、“四自一联”（自修门前路、自通门前水、自搞门前卫生、自搞门前绿化，统一规划联合集资）等行之有效的办法，对各地工作起了很好的推动作用。

1982 年通过的《中华人民共和国宪法》第二十一条规定“开展群众性卫生运动，保护人民健康”，为爱国卫生运动奠定了法律基石。1988 年，国务院决定将“中央爱国卫生运动委员会”更名为“全国爱国卫生运动委员会”。1989 年 3 月，国务院印发《关于加强爱国卫生工作的决定》（国发〔1989〕22 号）。2014 年 12 月，国务院印发《关于进一步加强新时期爱国卫生工作的意见》（国发〔2014〕66 号）。

爱国卫生运动开展以来，针对不同时期的卫生问题，先后开展了除“四害”、“两管五改”、“五讲四美”、卫生城镇创建、九亿农民健康教育行动、城乡环境卫生整洁行动等一系列工作。有效控制了鼠疫、霍乱等烈性传染病的流行，消灭了天花、丝虫病等传染病，大幅降低了肠道传染病、寄生虫病和媒介传染病的发病率，基本上消除了克山病、大骨节病等重点地方病。

爱国卫生运动通过有效的社会组织，将我国的政治优势、文化优势转化为人民群众的健康福利，以较低的成本实现了较高的健康绩效，是新中国卫生奇迹的主要经验之一，被世界卫生组织和世界银行誉为“以最少投入获得了最大健康收益”的“中国模式”。2017 年 7 月 5 日，世界卫生组织向中国政府颁发“社会健康治理杰出典范奖”，以纪念中国爱国卫生运动开展 65 周年，表彰爱国卫生运动取得的辉煌成就。

世界卫生组织西太区主任申英秀在颁奖致辞中表示，世界卫生组织高度赞赏中国的远见卓识，早在“健康融入所有政策”成为全球公共卫生界的口号前，中国就已经通过爱国卫生运动践行着这一原则，为提高中国人民的健康水平做出了巨大贡献，并在许多领域激励着其他国家，为政府各部门、各机构以及社区携手合作，共同解决最紧迫的公共卫生问题提供了可借鉴的模式。

近年来，随着健康中国战略的持续推进，爱国卫生运动与健康促进运动相辅相成，被赋予了新的使命和内涵，在“健康中国”建设的历史征程中焕发新的光彩。

第六章

健康中国水平指数

健康水平是国家综合实力的重要标志，是人民群众最关心的民生福祉。党的十八大以来，党和政府高度重视健康事业的发展，切实尊重和保障人民的健康权益，形成了符合我国国情的健康发展模式，健康事业整体实力、医疗服务和保障能力不断提升，人民身体素质、健康素养持续增强，居民的主要健康指标总体上优于中高收入国家平均水平，提前实现了联合国千年发展目标，被世界卫生组织誉为“发展中国家的典范”。

一　健康中国水平指数分析

（一）31 个省区市健康水平指数得分及排序

2018 年，31 个省区市健康水平指数百分制得分排在前五位的是：上海（83.41 分）、北京（81.96 分）、天津（81.20 分）、浙江（79.66 分）、广东（78.92 分）；排在后五位的是：新疆（68.60 分）、贵州（65.62 分）、云南（64.68 分）、青海（63.50 分）、西藏（42.28 分）。排在第一位的上海比最后一位的西藏高 41.13 分（见图 6–1、表 6–1）。

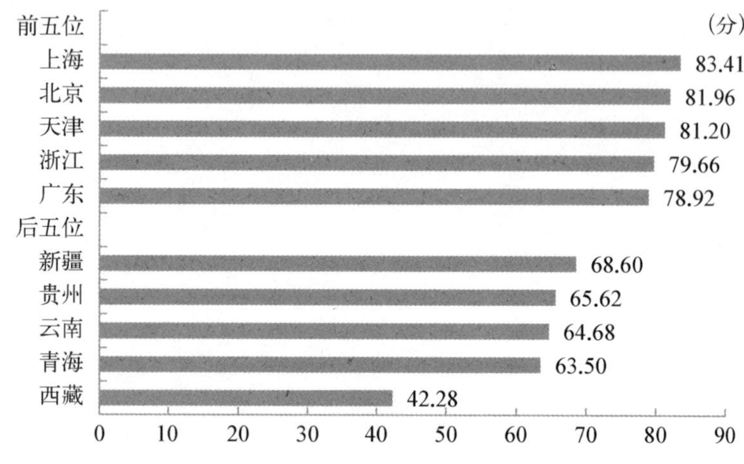

图6-1　31个省区市健康水平指数前后五位得分排序

表6-1　31个省区市健康水平指数得分及排序

排名	省区市	健康水平指数得分	健康水平指数百分制得分
1	上海	9.592 575 30	83.41
2	北京	9.263 174 15	81.96
3	天津	9.092 742 22	81.20
4	浙江	8.750 126 53	79.66
5	广东	8.588 375 39	78.92
6	福建	7.883 822 04	75.61
7	江苏	7.860 511 22	75.50
8	山东	7.792 538 47	75.18
9	吉林	7.763 639 56	75.04
10	辽宁	7.678 876 69	74.62
11	山西	7.675 588 59	74.61
12	河北	7.645 880 79	74.46

（续表）

排名	省区市	健康水平指数得分	健康水平指数百分制得分
13	江西	7.616 122 28	74.32
13	陕西	7.615 285 69	74.32
15	安徽	7.526 763 57	73.88
16	广西	7.515 895 05	73.83
17	内蒙古	7.505 005 31	73.78
18	湖北	7.464 564 74	73.58
19	海南	7.426 233 56	73.39
20	重庆	7.365 949 54	73.09
21	河南	7.363 828 52	73.08
22	黑龙江	7.306 041 87	72.79
23	湖南	7.266 551 95	72.59
24	四川	7.259 525 92	72.56
25	宁夏	7.021 517 80	71.36
26	甘肃	6.707 140 67	69.74
27	新疆	6.489 692 53	68.60
28	贵州	5.936 827 95	65.62
29	云南	5.768 193 01	64.68
30	青海	5.559 350 79	63.50
31	西藏	2.464 433 89	42.28
全国平均值		7.379 573 41	72.81
百分标准值		13.788 947 0	100

（二）31 个省区市健康水平指数比较分析

健康水平维度的指标是结果性指标，“预期寿命”等指标都是人民健康状况和生存质量的直观表征，是健康设施、服务、保障、环境等维度发挥作用的最终结果，能够反映我国健康事业发展的综合效果，因而在健康中国指数中居于较为核心的地位。

根据统计数据，健康水平指数排在前五位的是上海、北京、天津、浙江、广东，福建、江苏、山东、吉林、辽宁紧随其后。新疆、贵州、云南、青海、西藏位居末五位。从数据可以看出，东部地区在健康水平这一维度占据显著的优势地位，前十名中，东部地区占据了 8 席，河北和海南分别排在第 12、第 10 名，排名最末的五位均属西部地区。从健康水平这一维度来看，东部地区与西部地区存在显著的区域差异，结合两个区域的经济表现，可以看出经济发展程度与健康水平之间的联系总体是正相关的。

以上海为例，根据上海市卫生健康委发布的消息，2018 年，上海户籍人口期望寿命 83.63 岁（其中，男性 81.25 岁，女性 86.08 岁）；上海地区婴儿死亡率为 3.52‰；上海地区孕产妇死亡率为 1.15/10 万，国际通行的三大健康指标已连续十多年保持国内领先，并达到世界发达国家和地区领先水平。[1] 多年来，上海始终坚持“以人民健康为中心”，在全国医改中先行先试，健康事业取得跨越式发展，上海居民三大健康指标始终位居世界第一梯队。

[1] 潘明华.上海人越来越长寿啦！户籍人口期望寿命83.63岁，女性更超86岁！［N/OL］.新民晚报，2019-02-14.https://baijiahao.baidu.com/s?id=1625408619454086531&wfr=spider&for=pc.

二　东部地区健康水平指数分析

（一）东部地区健康水平指数得分排序

表 6–2　东部地区健康水平指数得分及排序

排名	省区市	健康水平指数得分	健康水平指数百分制得分
1	上海	9.592 575 30	83.41
2	北京	9.263 174 15	81.96
3	天津	9.092 742 22	81.20
4	浙江	8.750 126 53	79.66
5	广东	8.588 375 39	78.92
6	福建	7.883 822 04	75.61
7	江苏	7.860 511 22	75.50
8	山东	7.792 538 47	75.18
9	河北	7.645 880 79	74.46
10	海南	7.426 233 56	73.39
全国平均值		7.379 573 41	72.81
百分标准值		13.788 947 0	100

（二）东部地区健康水平指数比较分析

根据统计数据，从全国范围的区域比较来看，东部地区在健康水平这一维度的综合表现是优势突出的，所有省市的得分均高于全国平均值 72.81 分。除了河北、海南，前十名中，东部地区占据了 8 席。上海蝉联第一，北京、天津紧随其后，河北、海南忝列榜尾。从数据可以看出，同属东部地区、上海（83.41 分）、北京（81.96 分）、天津（81.20 分）三个直辖市的综合表现更加亮眼，得分均在 80 分以上，夺得前三甲。可以看出，在全国版图中，东部地区得益于经济增长的先发优势，整体的健康设施和医疗卫生投入较为充足，健康水平也处于领先水平。

浙江省在东部地区的排行榜中位于上海、北京、天津三个直辖市之后，得分 79.66 分，接近 80 分。近年来，浙江省大力推进“健康浙江”建设，为了促进浙江全域健康事业的可持续发展，2017 年，浙江省政府办公厅出台了《关于推进高水平医疗联合体建设的实施意见》，以优质健康资源均等化为抓手，明确了医联体建设的方向和重点，并建成了各种形式的医联体 526 个。通过医联体，浙江狠抓责任医生签约服务，规范化签约服务覆盖率达到 34.1%，其中重点人群覆盖率达到 70.9%，县域内就诊率达到 85.8%。通过医联体、医疗集团等形式开展谈判，药品采购价格下降了 8%—10%。[1] 同时，浙江也是全国首批实现国家、省、市、县四级全民健康信息平台互联互通、全覆盖的成员之一，一系列的举措大大提升了浙江的整体健康水平。

三　中部地区健康水平指数分析

（一）中部地区健康水平指数得分排序

表 6-3　中部地区健康水平指数得分及排序

排名	省区市	健康水平指数得分	健康水平指数百分制得分
1	山西	7.675 588 59	74.61
2	江西	7.616 122 28	74.32

[1] 柴燕宏，王莹.围绕四大问题“健康浙江”要打好五场攻坚战［N/OL］.浙江在线，2018-01-17.http://health.zjol.com.cn/ycxw/201801/t20180117_6387270.shtml.

（续表）

排名	省区市	健康水平指数得分	健康水平指数百分制得分
3	安徽	7.526 763 57	73.88
4	湖北	7.464 564 74	73.58
5	河南	7.363 828 52	73.08
6	湖南	7.266 551 95	72.59
全国平均值		7.379 573 41	72.81
百分标准值		13.788 947 0	100

（二）中部地区健康水平指数比较分析

在健康水平这一维度中，中部六省中，山西（74.61 分）、江西（74.32 分）、安徽（73.88 分）、湖北（73.58 分）、河南（73.08 分）均高于全国平均值，只有湖南略低于全国平均值，为 72.59 分。其中，山西以 74.61 分位居中部地区榜首，在 31 个省区市榜单中排在第 11 名。

近年来，山西在“健康山西”建设中持续发力，成绩斐然。2018 年，山西省全面深化县乡医疗卫生机构一体化改革，走出了县域综合医改的“山西模式”。运城盐湖区一体化改革分别受到国务院办公厅和省政府办公厅的通报表扬。山西省贫困患者住院实际报销比例排在全国前列。陕西省岚县、隰县、临县的健康扶贫工作受到国家卫生健康委和国务院扶贫办的通报表扬。山西省内二级以上公立医院全面推开临床路径工作，在全国率先推广县域医疗集团优质护理服务。家庭医生签约服务覆盖 2 110.2 万城乡居民。“健康山西”信息平台覆盖 46 所三级医院、78 所县级医院、3 000 余所基层机构。法定传染病报告发病率、结核病报告发病率均优于全国平均水平，5 种重点地方病均达到国家消除或控制标准。

四　西部地区健康水平指数分析

（一）西部地区健康水平指数得分排序

表6-4　西部地区健康水平指数得分及排序

排名	省区市	健康水平指数得分	健康水平指数百分制得分
1	陕西	7.615 285 69	74.32
2	广西	7.515 895 05	73.83
3	内蒙古	7.505 005 31	73.78
4	重庆	7.365 949 54	73.09
5	四川	7.259 525 92	72.56
6	宁夏	7.021 517 80	71.36
7	甘肃	6.707 140 67	69.74
8	新疆	6.489 692 53	68.60
9	贵州	5.936 827 95	65.62
10	云南	5.768 193 01	64.68
11	青海	5.559 350 79	63.50
12	西藏	2.464 433 89	42.28
全国平均值		7.379 573 41	72.81
百分标准值		13.788 947 0	100

（二）西部地区健康水平指数比较分析

在全国版图中，西部地区是成员最多的区域。根据统计数据，西部 12 个省区市中，陕西（73.32 分）、广西（73.83 分）、内蒙古（73.78 分）、重庆（73.09 分）4 个省区市得分高于全国平均值，四川（72.56 分）、宁夏（71.36 分）等 8

个省和自治区得分低于全国平均值，其中甘肃（69.74 分）等 6 个省和自治区得分低于 70 分，西藏最低，为 42.28 分。与其他区域相比，西部地区在健康水平这一维度显然有很大的进步空间。

陕西在西部地区健康水平维度中得分 74.32 分，排名第一，在 31 个省区市榜单中与江西并列，排在第 13 名。近年来，陕西将“健康陕西”作为全省战略，全面推进“健康陕西”建设。陕西省建立了新农合、大病保险、医疗救助、补充医疗保障“四重保障”体系，并将贫困人口大病起付线降至 3 000 元，住院报销比例提高 10%、慢性病封顶线提高 20%，免除门诊一般诊疗费、乡镇卫生院起付线、定点医院住院押金，将县级医院和省市级医院非合规费用控制在 5% 和 8% 以内。与此同时，陕西省还实施疾病预防控制“八大行动”，深入开展健康教育与健康促进“六进”活动。陕西省健康扶贫思路得到中央政治局常委汪洋的充分肯定，医疗帮扶成为陕西脱贫攻坚的特色，国家卫生计生委、国务院扶贫办在汉中召开现场会，推广陕西省健康扶贫的经验。[1]

五 东北地区健康水平指数分析

（一）东北地区健康水平指数得分排序

表 6–5 东北地区健康水平指数得分及排序

排名	省区市	健康水平指数得分	健康水平指数百分制得分
1	吉林	7.763 639 56	75.04
2	辽宁	7.678 876 69	74.62
3	黑龙江	7.306 041 87	72.79

[1] 2018年上半年全省健康扶贫势头好、成效大[N/OL].陕西省疾病预防控制中心，2018–07–20.http://www.sxcdc.com/newstyle/pub_newsshow.asp?id=29015987&chid=100180.

（续表）

排名	省区市	健康水平指数得分	健康水平指数百分制得分
全国平均值		7.379 573 41	72.81
百分标准值		13.788 947 0	100

（二）东北地区健康水平指数比较分析

东北三省中，吉林（75.04 分）、辽宁（74.62 分）得分高于全国平均值（72.81 分），黑龙江（72.79 分）略低于全国平均值。在 31 个省区市榜单中，吉林、辽宁、黑龙江分别排在第 9、第 10、第 22 位。

表 6–6　健康吉林建设主要指标

领　域	指　标	2015 年	2020 年	2030 年
健康水平	人均预期寿命（岁）	77.8	79 左右	80 左右
	婴儿死亡率（‰）	4.28	4.2	4
	5 岁以下儿童死亡率（‰）	5.29	5.2	5
	孕产妇死亡率（1/10 万）	16.72	16.5	12
	城乡居民达到《国民体质测定标准》合格以上的人数比例（%）	90	92	94
	人均体育场地面积（平方米）	1.5	1.8	2.3
健康生活	居民健康素养水平（%）	10	20	30
	经常参加体育锻炼人数（万人）	860	900	1 200
健康服务与保障	重大慢性病过早死亡率（%）	20.2	比 2015 年降低 10%	比 2015 年降低 30%
	每千常住人口执业（助理）医师数（人）	2.44	2.5	3.0
	每千常住人口注册护士数（人）	2.21	3.14	4.7

（续表）

领　域	指　标	2015年	2020年	2030年
健康服务与保障	个人卫生支出占卫生总费用的比重(%)	40.9（2014年）	28左右	25左右
健康环境	市(州)政府所在地空气质量优良天数比率(%)	73.7	＞80	持续改善
	重点流域水质达到或好于Ⅲ类水体比例(%)	60.8	＞64	持续改善
健康产业	医药健康产业总规模(亿元)	——	＞5 300	10 600

注：2015年人均预期寿命，根据人口抽样调查和死因监测等数据估算。

近年来，吉林省从“以疾病为中心”向“以健康为中心”转变，主动适应人民健康需求，推进健康服务供给侧结构性改革，积极推进健康吉林建设，解决好人民群众防病治病问题。实践中，吉林省发挥中医药独特优势，发展中医治未病服务，推进中医药传承创新。加强重点人群健康服务，着力解决好妇女儿童、老年人、残疾人、低收入人群等重点人群健康问题。全省参加经常性体育锻炼人数达到适龄人口总数的32%以上，全民健身运动呈现快速发展态势。吉林省人均预期寿命、婴儿死亡率、孕产妇死亡率等主要健康指标均优于全国平均水平。[1]

六　健康水平相关指标分析

（一）预期寿命（岁）

根据中国卫生和计划生育统计年鉴数据，全国预期寿命（岁）排在前五位的是：上海（80.26岁）、北京（80.18岁）、天津（78.89岁）、浙江（77.73岁）、

[1] “健康吉林2030”规划纲要[N/OL].吉林日报，2017-05-25.http://jlrbszb.cnjiwang.com/pc/paper/c/201705/25/content_25374.html#.

江苏（76.63 岁）；排在后五位的是：甘肃（72.23 岁）、贵州（71.10 岁）、青海（69.96 岁）、云南（69.54 岁）、西藏（68.17 岁）。预期寿命排在第一位的上海比排在最后一位的西藏高 12.09 岁（见图 6–2、表 6–7）。

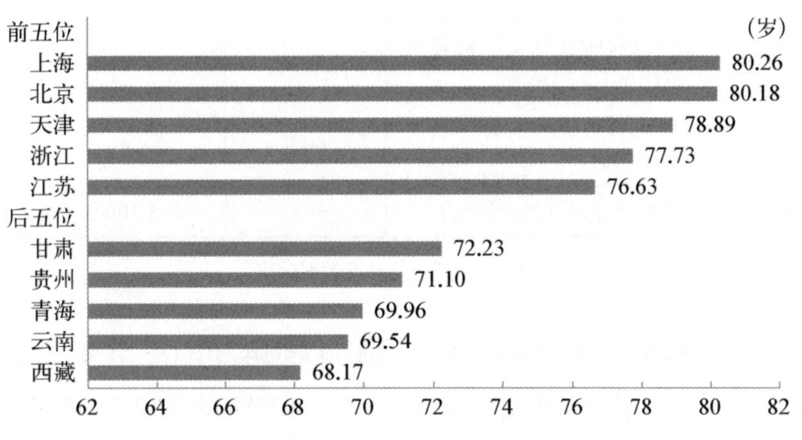

图 6–2　31 个省区市预期寿命前后五位比较

表 6–7　31 个省区市预期寿命

排　名	省　区　市	预期寿命（岁）
1	上海	80.26
2	北京	80.18
3	天津	78.89
4	浙江	77.73
5	江苏	76.63
6	广东	76.49
7	山东	76.46
8	辽宁	76.38
9	海南	76.30
10	吉林	76.18

（续表）

排　名	省　区　市	预期寿命(岁)
11	黑龙江	75.98
12	福建	75.76
13	重庆	75.70
14	广西	75.11
15	安徽	75.08
16	河北	74.97
17	山西	74.92
18	湖北	74.87
18	四川	74.75
20	湖南	74.70
21	陕西	74.68
22	河南	74.57
23	内蒙古	74.44
24	江西	74.33
25	宁夏	73.38
26	新疆	72.35
27	甘肃	72.23
28	贵州	71.10
29	青海	69.96
30	云南	69.54
31	西藏	68.17

预期寿命（Life expectancy）是指假若当前的分年龄死亡率保持不变，同一时期出生的人预期能继续生存的平均年数。预期寿命是衡量人口健康状况的核

心指标，亦是衡量一个国家、民族和地区居民健康水平的一个综合性指标。预期寿命与生物学因素、环境因素、生活方式以及医疗卫生服务水平等因素密切相关。2018 年 5 月，世卫组织在日内瓦发布最新报告《世界卫生统计 2018》（*World Health Statistics 2018*）。报告显示，全球总体人口平均预期寿命达到 72 岁，其中女性寿命预期仍高于男性，前者为 74.2 岁，后者为 69.8 岁。

自 1949 年以来，我国人口预期寿命不断提高。根据《2018 年我国卫生健康事业发展统计公报》，我国居民人均预期寿命由 2017 年的 76.7 岁提高到 2018 年的 77.0 岁[1]。根据统计数据，上海、北京等地区预期寿命已超过 80 岁，但依然有一些经济欠发达地区如青海、云南、西藏预期寿命不足 70 岁。

预期寿命的不断提高，彰显了我国在健康事业方面的持续努力和卓越成就。但值得关注的是，我国人口老龄化趋势日趋严峻，当前，我国老年人存在患病比例高、患病时间早、带病时间长等问题，整体健康状况不容乐观。截至 2018 年底，我国 60 岁及以上老年人口约 2.49 亿，占总人口的 17.9%，其中有超过 1.8 亿的老年人患有慢性病，患有一种及以上慢性病的比例高达 75%。同时，我国居民 2018 年人均预期寿命是 77 岁，但是健康预期寿命[2]仅为 68.7 岁，也就是说，居民大致有 8 年的时间是带病生存。[3] 在这种背景下，老年人的医疗卫生服务需求和生活照料需求叠加的趋势日益凸显，迫切需要为老年人提供医养相结合的综合性服务。同时，要着力加强针对老年人的健康教育，倡导“治未病”的健康理念，通过有效手段

[1] 又提高了！中国居民人均预期寿命达77岁［N/OL］. 人民日报，2019–05–23.https://finance.sina.com.cn/roll/2019–05–23/doc-ihvhiews4000895.shtml.

[2] 健康预期寿命是指一个人可以期望生活在“完全健康状态”的平均年数，不包括由于疾病或受伤而生活在不健康状况的年数。“健康预期寿命”最初由世界卫生组织提出，目前已经成为衡量各国人口健康状况的重要指标。

[3] 卫健委：中国人均预期寿命77岁　约有8年是带病生存［N/OL］. 南方都市报，2019–07–30.http://news.163.com/19/0730/08/ELAQJJNB0001875P.html.

预防和延缓老年人疾病的发生，让老年人健康幸福地度过晚年，实现“健康老龄化”的目标。

（二）孕产妇死亡率（1/10万）

根据统计数据，孕产妇死亡率最低的前五位是：上海（1.1/10万）、浙江（4.5/10万）、天津（6.0/10万）、广东（6.8/10万）、北京（8.0/10万）；孕产妇死亡率最高的五位是：西藏（95.0/10万）、新疆（30.9/10万）、青海（29.4/10万）、海南（23.7/10万）、贵州（23.5/10万）。孕产妇死亡率最低的上海和最高的西藏相差93.9/10万（见图6-3、表6-8）。

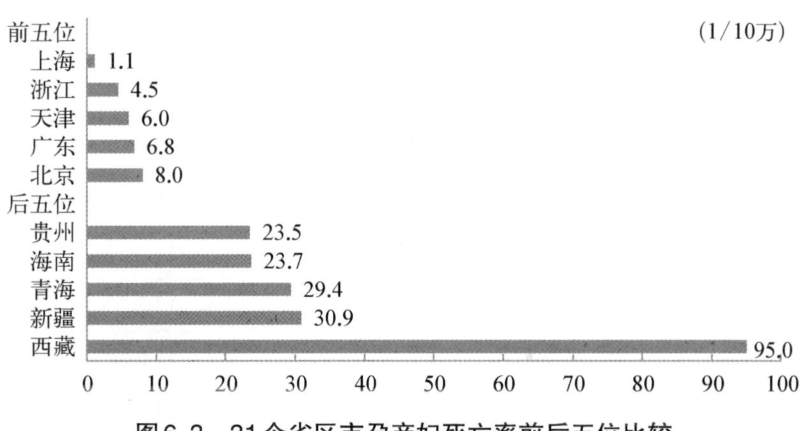

图6-3 31个省区市孕产妇死亡率前后五位比较

表6-8 31个省区市孕产妇死亡率

排　名	省　区　市	孕产妇死亡率（1/10万）
1	上海	1.1
2	浙江	4.5
3	天津	6.0
4	广东	6.8

（续表）

排　名	省　区　市	孕产妇死亡率（1/10万）
5	北京	8.0
6	江西	8.2
7	河北	8.3
8	山东	9.0
9	陕西	9.3
10	福建	9.5
11	湖北	9.6
12	江苏	10.4
13	河南	10.4
14	湖南	12.7
15	吉林	12.9
16	内蒙古	13.1
17	四川	13.4
18	山西	13.5
19	辽宁	13.6
20	广西	14.0
21	甘肃	14.5
22	重庆	15.0
23	安徽	15.3
24	云南	19.7
25	黑龙江	21.3
26	宁夏	23.3
27	贵州	23.5

（续表）

排　名	省　区　市	孕产妇死亡率（1/10万）
28	海南	23.7
29	青海	29.4
30	新疆	30.9
31	西藏	95.0

孕产妇死亡率是世界公认的衡量国民健康水平与社会进步的三大综合指标之一。2000 年，联合国 189 个成员国和 23 个国际组织达成千禧年共识，并形成了 8 个千年发展目标（MGDs），其中第 5 个千年发展目标（MDG5）便是要求各成员国以 1990 年为基准，最迟在 2015 年实现孕产妇死亡率降低 3/4。根据《中国妇幼健康事业发展报告（2019）》，孕产妇死亡率稳步下降。1990 年全国孕产妇死亡率为 88.8/10 万，2015 年，这一数据下降至 21.8/10 万，截至 2018 年，孕产妇死亡率下降至 18.3/10 万，较 1990 年下降了 79.4%。完成了联合国千年发展目标。

然而，从地域分布看，孕产妇死亡率依然存在显著的区域差异。根据统计数据，孕产妇死亡率最低的是上海，为 1.1/10 万人，而最高的西藏，这一数据则高达 95/10 万人。上海为了保障孕产妇的健康，首创了“五色法”管理制度。在上海，每位孕产妇的保健手册上皆有“绿、黄、橙、红、紫”中的一种颜色，这五种颜色分别代表风险筛查和评估的不同等级。根据分级，孕产妇进入不同流程、接受不同服务。“五色法”分类管理为建立妊娠风险筛查与预警评估机制奠定基础。在此基础上，上海建立了孕产妇危重报告与救治机制、死亡调查与评审机制、责任问责与通报机制等一系列工作机制。在上海，全市各级助产医疗机构一旦发现危重孕产妇，必须在 1 小时内报告所在区妇幼保健专业机构，同步启动救治流程。母婴安全报告、专案专病追踪等，实现了孕产妇救治严谨、严格、公平、客观的三级评审机制。

最新数据显示，上海孕产妇系统管理率达 96% 以上，一张孕情监测网“罩”住孕产妇，由此实现公平、可及、规范的保健服务和系统管理。社区是孕产妇保健第一道防线的“触角”，跨越城乡和户籍，一些外来流动孕产妇自我保健意识不强、流动性大，以往很难有效管理，而今已实现全覆盖。孕情监测网之外，上海还在全国率先编织“覆盖全市、分片负责、及时响应、有效救治”的母婴安全健康网络。

同时，上海设立 5 家市级危重孕产妇会诊抢救中心、6 家市级危重新生儿会诊抢救中心（“5+6”救治网），同时与 16 个区分片对接。根据统计数据，2010 年至今，“5+6”救治网救治了危重孕产妇近 5 000 人、危重新生儿 4 万余名。目前，上海已建成“五网（临床保健相结合网、多学科协作生命救治网、疾病预防诊断筛查干预网、专家会诊工作网、高效保障妇女健康互联网）一通（绿色通道）两优先（孕产妇优先、儿童优先）”服务体系，为上海孕产妇的健康和生命安全提供坚实保障。[1]

（三）死亡率（‰）

根据统计数据，死亡率最低的五位是：新疆（4.48‰）、广东（4.52‰）、宁夏（4.75‰）、西藏（4.95‰）、天津（5.05‰）；死亡率最高的五位分别是：山东（7.40‰）、重庆（7.27‰）、湖南（7.08‰）、江苏（7.03‰）、四川（7.03‰）。死亡率最低的新疆和死亡率最高的山东相差 2.92 个千分点（见图 6-4、表 6-9）。

[1] 上海妇幼健康水平“领跑”全球：每年分娩数超17万，孕产妇死亡率持续走低［N/OL］.东方卫视，2019-02-17.http://sh.eastday.com/m/20190217/u1ai12254884.html.

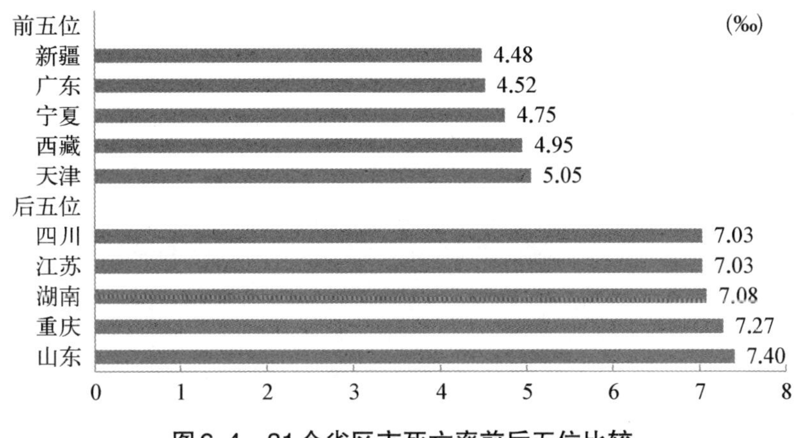

图6-4　31个省区市死亡率前后五位比较

表6-9　31个省区市死亡率

排　名	省　区　市	死亡率(‰)
1	新疆	4.48
2	广东	4.52
3	宁夏	4.75
4	西藏	4.95
5	天津	5.05
6	北京	5.30
7	上海	5.30
8	山西	5.45
9	浙江	5.56
10	内蒙古	5.74
11	安徽	5.90
12	海南	6.01
13	江西	6.08

（续表）

排　名	省　区　市	死亡率（‰）
14	青海	6.17
15	福建	6.20
16	广西	6.22
17	陕西	6.24
18	吉林	6.50
19	甘肃	6.52
20	河北	6.60
21	黑龙江	6.63
22	云南	6.68
23	贵州	6.88
24	辽宁	6.93
25	河南	6.97
26	湖北	7.01
27	江苏	7.03
28	四川	7.03
29	湖南	7.08
30	重庆	7.27
31	山东	7.40

人口死亡率是某一地区一段时间内的死亡人数与该时期平均总人数之比率，死亡率通常以每年每一千人为单位来表示，人口死亡率受多种因素影响，老龄化程度是关键因素之一。在人口死亡率排行榜中，新疆最低（4.48‰），在我国老龄化程度的 31 个省区市的榜单中，新疆是老龄化程度最低的区域之一（全国

老龄化程度最低的五个地区分别是西藏、青海、新疆、广东和宁夏)，重庆、四川、江苏、辽宁、上海等区域的老龄化程度最高。

1949 年以前，新疆医疗卫生水平较为低下，地方病、传染病频发，人口死亡率达 20.82‰，婴儿死亡率高达 420‰ 至 600‰，人口平均预期寿命不到 30 岁。1949 年以后，新疆的健康事业获得了长足的发展。政府不断加大医疗卫生投资，形成了较为完善的城乡卫生防疫体系，医疗能力显著提高，消灭了天花病等一些地方病，各类地方病和传染病发病率大幅度下降。自 20 世纪 70 年代中期起，新疆开始试行计划免疫，纳入计划免疫的各类疫苗接种率逐年提高。广大农牧区医疗条件明显改善，形成了县、乡、村三级医疗预防保健网，医疗卫生水平的不断提高使人民健康状况得到极大改善，彰显了新疆在医疗卫生事业方面的卓越成就。

根据统计数据，山东人口死亡率 7.4‰，为全国最高。从人口年龄结构来看，山东老龄人口居全国首位，是老龄化最严重的地区之一。2017 年，山东省 60 岁及以上人口 2 137.3 万人，占总人口的 21.4%，高出全国平均水平 4.0 个百分点；65 岁及以上人口 1 399.8 万人，占总人口的 14.0%，高出全国平均水平 2.6 个百分点。人口老龄化程度与死亡率密切相关。重庆、四川、江苏等人口深度老龄化的地区，其死亡率均显著高于全国平均水平。西藏、新疆、广东和宁夏等地区的老龄化程度最低，其死亡率也处于最低几位。

从居民疾病分布情况来看，山东省肺癌、胃癌、心脑血管疾病的死亡率明显高于全国平均水平。数据分析显示，这与山东居民的饮食生活习惯有关。肺癌的危险暴露因素主要是吸烟和空气污染。山东男性居民的吸烟率居高不下。在空气污染方面，除了室外，使用不清洁燃料如木材、农作物废料、木炭等进行取暖和烹饪是室内空气污染的主因。根据统计数据，山东城市居民不清洁燃料暴露率为 9.8%，而农村居民则高达 45.3%。

胃癌的危险暴露因素包括饮酒和幽门螺旋杆菌。统计数据显示，山东居民过量饮酒率较高（男性平均每天摄入纯酒精超过 25 克，女性超过 15 克，即为过量饮酒），山东男性过量饮酒率高达 22.1%，山东男性从 18 岁开始出现过量饮酒者，并随年龄增加比例迅速上升，至 50 岁左右达到最高峰，过量饮酒率超过 30%。同时，山东居民胃幽门螺旋杆菌阳性检出率均超过 30%，这些都是胃癌的重要危险暴露因素。

体重超重是心脑血管疾病的重要危险暴露因素之一。山东男性超重率为 30.1%，女性为 31.1%。男性体重超重率在 35—64 岁最严重，女性则在 45—74 岁最高，均超过 50%。而缺乏运动是导致超重的一个重要因素，数据分析显示，山东居民缺乏运动问题较严重，全人群居民缺乏运动率高达 76.9%，男女性在各年龄段的缺乏运动率均较高，尤其是 18—45 岁人群的缺乏运动率超过了 80%。[1]

近年来，为了改善居民的健康状况，山东省在加大医疗卫生投入的同时，积极倡导健康的生活方式，努力降低人口死亡率，保障居民的健康福祉。

七　全球领先、服务一流：日本健康治理模式镜鉴

日本是举世公认的“健康大国”、“长寿大国”。在世界卫生组织（WHO）的全球医疗评估报告中，连续多年蝉联第一。日本拥有完善的医疗体系、高超的医疗技术、优秀的健康素养、一流的医疗服务、专业的从业人员和充足的医疗保障。

——完善的医疗体系。日本的医疗制度完善，医疗服务及医疗人员权利义务的相关立法就达十几种。其医疗体系不同于欧美国家，欧洲尤其是北欧国家，实施的是公共医疗体制，虽然这种医疗体制覆盖面广，个人负担轻，但是效率

[1] 山东男性过量饮酒率高达22.1%　50岁左右达到最高峰[N/OL].齐鲁网，2018-12-25.http://news.iqilu.com/shandong/yaowen/2018/1225/4147404.shtml.

相对低，医疗资源浪费也严重。而美国，完全实行私有化，医疗水平虽然很高，但是穷人却看不起病。日本的医疗体系介于欧洲和美国之间，采取了国立、公立、私立的三类医疗体制。国家有综合性的国立医疗与研究机构，各地方政府设于公立的医院。然后数量最多的是遍布全国各地，尤其是社区的私人医院，大多数是专科诊所。

——高超的医疗技术。日本十分重视医疗研究，有着领先世界的早期癌症发现能力，能够在癌症早期就做出诊断和治疗，尤其是在质子或重离子放射治疗方面，最大限度地减少了正常放射治疗的副作用。在免疫细胞治疗领域日本全球领先，而且日本政府卫生部门对于免疫细胞治疗的监管也在逐步放开，临床上出现了大量成功的案例。此外，糖尿病等各种疑难杂症在这里都可以得到快速有效的治疗，体检的技术水平也非常高。日本拥有世界第二大的医药市场，新药研发数量位居世界前列。迄今为止，已有 4 人获得诺贝尔生理学或医学奖，分别是利根进川（1987）、山中伸弥（2012）、大村智（2015）和大隅良典（2016）。

——优秀的健康素养。日本人寿命长不仅是因为本国医疗技术十分先进，也在于国民健康意识十分强烈。日本生活环境以洁净著称，不管在东京还是在乡间小镇，日本的街道往往保持干净，没有人声喧嚣。宁静的生活环境让人心态平和，远离浮躁。日本人日常生活饮食清淡、营养均衡。1975 年，日本政府就开始重视国民减盐问题，并发起了一系列减盐运动。1985 年，日本厚生劳动省就制定了《为了健康的饮食生活指南》，倡导民众一天尽量吃 30 种食材（包括烹调油和调味品），营养才全面。

——一流的医疗服务。日本一向以一流的服务著称，整个医疗体系同样实行精细化管理，始终站在患者角度考虑。日本医院兼具高质量医疗与人性化服务。1951 年，日本医院协会成立，旨在推行最佳医疗实践和医学研究，促进医疗和医学管理的发展，确保日本医院提供高质量和高效率的医疗服务。在日本，病人住院是不允许家属陪护的，病人的护理全部由护士完成。

——专业的从业人员。从 1868 年明治维新开始，日本便开始培养西医人才，到 20 世纪初已有西医执业医师近万人。目前，日本在医学人才的培养上，已是全球领先。日本医生收入和社会地位都很高，医师执业资格认证程序严格，医学素养好，执业能力强，且大多数执业医生都具备国际学习经验，能够很快接受和使用高科技治疗方法和医疗技术，解决患者的需求。工匠精神在日本医疗从业人员身上，得到了完美体现。

——充足的医疗保障。早在 20 世纪 50 年代，日本就开始建立起全民医保制度。在日本有合法居留资格的外国人也可以加入日本的医疗保险体系。日本所有在医院里用的药物和设备，都列入医保范围内。日本曾经实施过 70 岁之后老人免费医疗制度，后来因为医保负担加重，改为 70 岁到 74 岁之间，医疗费个人承担 20%。过了 75 岁，个人承担 10%。若一个人一个月的医药费个人承担部分超过了 8 万日元，超过部分由政府承担。

附录 I

健康中国指数框架结构

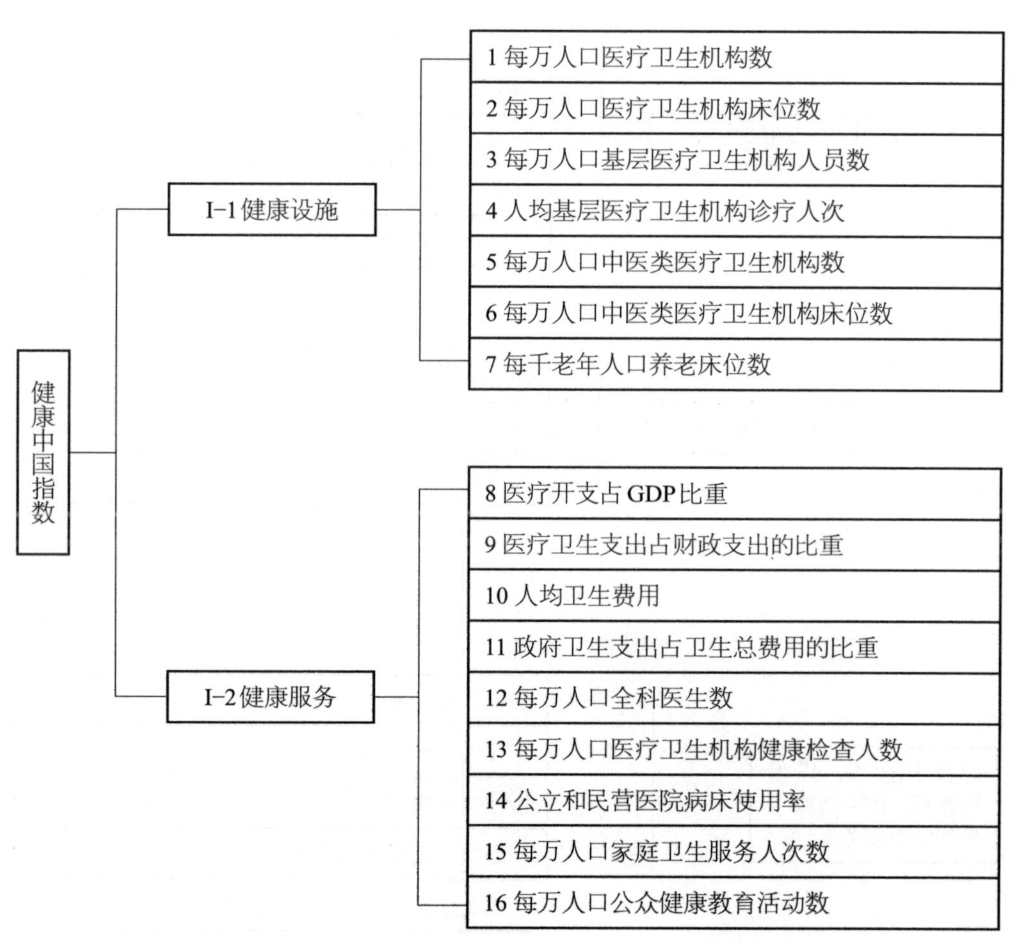

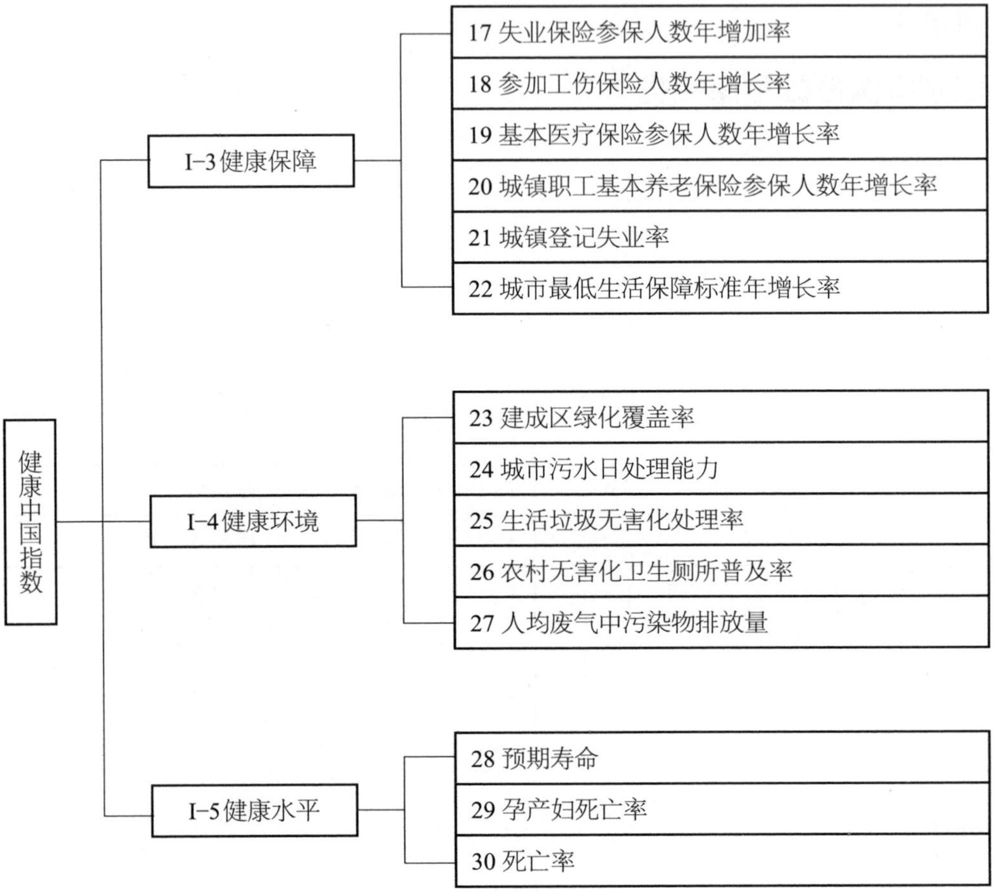

健康中国指数
I–3 健康保障
17 失业保险参保人数年增加率
18 参加工伤保险人数年增长率
19 基本医疗保险参保人数年增长率
20 城镇职工基本养老保险参保人数年增长率
21 城镇登记失业率
22 城市最低生活保障标准年增长率
I–4 健康环境
23 建成区绿化覆盖率
24 城市污水日处理能力
25 生活垃圾无害化处理率
26 农村无害化卫生厕所普及率
27 人均废气中污染物排放量
I–5 健康水平
28 预期寿命
29 孕产妇死亡率
30 死亡率

健康中国“纵向”发展指标（反映健康水平和健康服务）
新生儿死亡率
婴儿死亡率
慢性病患病率
甲乙类法定报告传染病发病率
甲乙类法定报告传染病死亡率

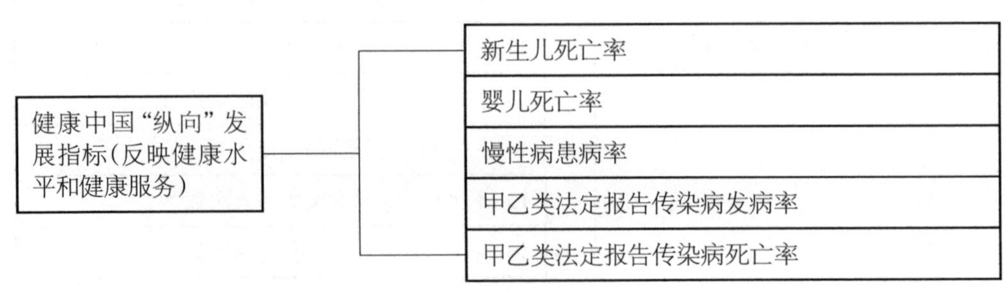

附录Ⅱ

健康中国原始数据[1]

附表Ⅱ-1a-健康设施

地 区	医疗卫生机构数(个)	医疗卫生机构床位数(张)	基层医疗卫生机构人员数(人)	基层医疗卫生机构诊疗人次(万人次)
北京	9 976	120 645	70 799	7 165
天津	5 539	68 409	31 484	4 802
河北	80 912	395 036	209 422	27 658
山西	42 490	197 525	105 947	7 278
内蒙古	24 218	150 325	72 145	5 049
辽宁	35 767	298 609	100 471	9 740
吉林	20 828	153 657	70 980	5 424
黑龙江	20 283	241 732	81 675	4 878
上海	5 144	134 607	58 336	10 664
江苏	32 037	469 182	232 691	31 334

[1] 注：相关数据从《2018中国统计年鉴》、《2018中国卫生健康统计年鉴》、《2017中国统计年鉴》、《2017中国社会统计年鉴》等收集。

（续表）

地　区	医疗卫生机构数（个）	医疗卫生机构床位数（张）	基层医疗卫生机构人员数（人）	基层医疗卫生机构诊疗人次（万人次）
浙江	31 979	313 520	166 517	29 809
安徽	24 491	305 746	135 134	16 504
福建	27 217	182 375	107 651	11 586
江西	37 791	234 047	115 823	13 721
山东	79 050	584 812	325 310	39 303
河南	71 089	558 998	287 373	37 577
湖北	36 357	376 185	177 319	20 508
湖南	58 624	452 335	183 107	15 440
广东	49 874	492 064	255 458	41 582
广西	34 008	241 140	148 178	14 089
海南	5 180	41 954	23 921	2 769
重庆	19 682	206 376	85 055	8 025
四川	80 481	563 475	250 803	28 040
贵州	28 034	232 990	106 310	8 369
云南	24 684	274 809	120 070	13 996
西藏	6 826	16 103	18 231	939
陕西	35 861	241 265	115 564	10 045
甘肃	28 857	146 613	72 823	8 263
青海	6 375	38 321	18 010	1 227
宁夏	4 271	39 820	14 564	1 827
新疆	18 724	167 577	65 063	5 278

附表Ⅱ-1b-健康设施

地 区	中医类医疗卫生机构数(个)	中医类卫生机构床位数(张)	千老年人口养老床位数(张/千人)
北京	948	26 285	39.6
天津	323	10 604	22.4
河北	3 098	53 675	32.6
山西	2 963	25 457	23.0
内蒙古	2 633	30 802	52.2
辽宁	2 212	34 484	21.4
吉林	1 699	19 657	22.9
黑龙江	1 503	30 684	27.4
上海	348	12 167	27.8
江苏	1 557	58 814	40.2
浙江	2 677	47 962	57.1
安徽	916	40 459	32.0
福建	1 510	24 638	26.7
江西	1 224	33 143	29.2
山东	3 427	81 239	33.8
河南	1 661	78 016	22.4
湖北	1 428	55 023	31.8
湖南	2 175	66 321	23.6
广东	3 835	62 467	33.6
广西	1 580	38 752	25.1
海南	232	5 245	18.3
重庆	2 289	33 602	25.5

（续表）

地　区	中医类医疗卫生机构数（个）	中医类卫生机构床位数（张）	千老年人口养老床位数（张/千人）
四川	5 931	86 064	31.5
贵州	1 054	31 856	36.7
云南	1 537	37 938	19.1
西藏	149	2 193	17.3
陕西	1 740	35 459	25.5
甘肃	1 850	33 235	32.4
青海	337	7 033	32.6
宁夏	296	6 578	29.0
新疆	1 111	25 763	23.7

附表Ⅱ-2a-健康服务

地　区	地方财政医疗卫生支出（亿元）	地区生产总值（亿元）	地方一般公共预算支出（亿元）
北京	427.87	28 014.94	6 824.53
天津	182.10	18 549.19	3 282.54
河北	605.10	34 016.32	6 639.18
山西	321.34	15 528.42	3 756.42
内蒙古	323.48	16 096.21	4 529.93
辽宁	336.63	23 409.24	4 879.42
吉林	279.22	14 944.53	3 725.72
黑龙江	297.17	15 902.68	4 641.08
上海	412.18	30 632.99	7 547.62

（续表）

地　区	地方财政医疗卫生支出（亿元）	地区生产总值（亿元）	地方一般公共预算支出（亿元）
江苏	789.52	85 869.76	10 621.03
浙江	584.17	51 768.26	7 530.32
安徽	597.74	27 018.00	6 203.81
福建	420.44	32 182.09	4 684.15
江西	492.59	20 006.31	5 111.47
山东	829.27	72 634.15	9 258.40
河南	836.66	44 552.83	8 215.52
湖北	614.69	35 478.09	6 801.26
湖南	585.98	33 902.96	6 869.39
广东	1 307.56	89 705.23	15 037.48
广西	512.31	18 523.26	4 908.55
海南	127.37	4 462.54	1 443.97
重庆	353.79	19 424.73	4 336.28
四川	831.46	36 980.22	8 694.76
贵州	436.21	13 540.83	4 612.52
云南	546.99	16 376.34	5 712.97
西藏	93.80	1 310.92	1 681.94
陕西	418.27	21 898.81	4 833.19
甘肃	289.24	7 459.90	3 304.44
青海	125.21	2 624.83	1 530.44
宁夏	97.98	3 443.56	1 372.78
新疆	266.71	10 881.96	4 637.24

附表Ⅱ-2b健康服务

地　区	人均卫生费用（元/人）	政府卫生支出占卫生总费用的比重（%）（张/千人）	每万人口全科医生数（人/万人）	医疗卫生机构健康检查人数（人）
北京	9 429.73	22.84	3.96	8 325 740
天津	5 294.21	25.60	2.41	5 495 529
河北	2 710.58	28.04	1.33	15 025 775
山西	2 650.33	31.74	1.72	8 632 339
内蒙古	3 599.67	33.50	1.58	5 174 674
辽宁	3 390.89	21.33	1.44	9 557 901
吉林	3 501.19	29.26	1.89	4 568 885
黑龙江	3 133.43	24.15	1.19	6 177 885
上海	7 595.98	23.43	3.51	9 595 973
江苏	4 200.21	22.42	3.43	30 598 116
浙江	4 603.84	21.67	5.39	27 695 986
安徽	2 652.17	33.50	1.67	15 048 604
福建	3 226.83	31.08	1.76	10 169 337
江西	2 374.79	42.93	1.14	15 009 877
山东	3 372.70	24.24	1.36	31 527 706
河南	2 594.03	32.13	1.63	29 901 264
湖北	3 270.56	31.76	1.52	16 853 102
湖南	2 820.97	29.11	1.03	16 276 682
广东	3 812.46	27.63	2.03	44 295 993
广西	2 557.03	38.45	1.28	14 049 517
海南	3 306.78	38.43	1.22	2 281 913
重庆	3 492.19	31.91	1.26	7 900 629

（续表）

地　区	人均卫生费用（元/人）	政府卫生支出占卫生总费用的比重（%）（张/千人）	每万人口全科医生数（人/万人）	医疗卫生机构健康检查人数（人）
四川	3 238.64	29.32	1.37	30 553 445
贵州	2 472.37	45.88	1.40	8 456 120
云南	2 754.12	36.03	1.09	10 052 730
西藏	3 780.94	68.45	0.73	1 776 055
陕西	3 535.66	29.05	0.93	9 963 865
甘肃	2 889.18	37.66	1.46	7 933 051
青海	4 043.05	46.64	2.06	1 840 368
宁夏	3 730.50	33.99	1.36	1 977 217
新疆	4 012.89	31.08	1.81	11 841 524

附表Ⅱ-2c-健康服务

地　区	公立和民营医院病床使用率（%）	家庭卫生服务人次（人次）	公众健康教育活动（次）
北京	82.4	648 624	261
天津	78.1	483 299	398
河北	83.7	913 565	3 225
山西	77.6	1 031 926	1 228
内蒙古	74.7	747 407	4 941
辽宁	82.0	792 080	2 283
吉林	77.6	600 980	970
黑龙江	78.9	447 853	2 042
上海	95.4	933 735	506

（续表）

地　区	公立和民营医院病床使用率（%）	家庭卫生服务人次（人次）	公众健康教育活动（次）
江苏	87.5	4 429 232	2 475
浙江	89.4	1 646 662	2 032
安徽	86.2	3 171 707	1 281
福建	83.1	679 191	1 403
江西	85.8	652 863	1 445
山东	83.4	2 426 723	3 228
河南	88.4	1 727 914	5 402
湖北	92.7	1 783 415	2 093
湖南	85.2	1 290 220	3 876
广东	84.0	5 601 833	2 372
广西	87.7	844 252	658
海南	81.1	55 402	387
重庆	84.1	507 130	612
四川	91.3	3 130 642	3 735
贵州	79.9	478 260	2 129
云南	83.2	695 678	2 532
西藏	72.1	263 363	216
陕西	83.7	306 106	4 502
甘肃	81.6	482 627	3 053
青海	70.6	395 518	1 473
宁夏	80.8	262 611	462
新疆	85.0	968 342	287

附表Ⅱ-3a-健康保障

地　区	年末参加失业保险人数（万人）（2017年）	年末参加失业保险人数（万人）（2016年）	年末参加工伤保险人数（万人）（2017年）	年末参加工伤保险人数（万人）（2016年）
北京	1 170.9	1 115.0	1 117.9	1 060.2
天津	311.3	302.5	395.3	388.1
河北	529.7	515.9	860.7	840.0
山西	420.6	415.2	582.6	576.0
内蒙古	247.1	241.1	307.8	303.2
辽宁	679.9	665.4	862.1	886.6
吉林	263.7	262.0	441.4	440.7
黑龙江	315.1	313.2	519.1	522.2
上海	961.8	947.3	958.1	943.5
江苏	1 583.0	1 538.1	1 690.2	1 633.9
浙江	1 380.9	1 317.0	1 977.2	1 880.7
安徽	472.4	448.5	565.5	544.6
福建	612.3	575.5	798.7	733.8
江西	286.3	282.6	517.1	502.1
山东	1 268.3	1 222.9	1 569.1	1 510.9
河南	805.6	788.1	900.9	877.0
湖北	561.3	541.9	656.6	651.1
湖南	563.7	537.5	782.8	773.3
广东	3 163.7	3 020.1	3 402.0	3 246.2
广西	302.1	283.7	388.8	374.1
海南	168.1	170.2	141.4	137.4
重庆	466.3	447.1	504.6	454.9

（续表）

地　区	年末参加失业保险人数（万人）（2017年）	年末参加失业保险人数（万人）（2016年）	年末参加工伤保险人数（万人）（2017年）	年末参加工伤保险人数（万人）（2016年）
四川	776.7	702.0	876.0	799.1
贵州	235.7	218.1	332.5	305.0
云南	259.8	251.2	383.7	372.8
西藏	15.2	15.2	33.4	26.9
陕西	356.5	352.2	459.3	441.6
甘肃	165.4	164.3	198.6	188.4
青海	41.5	40.8	64.9	59.8
宁夏	88.5	95.6	90.3	83.5
新疆	310.8	298.7	345.1	331.9

附表Ⅱ-3b-健康保障

地　区	年末参加基本医疗保险人数（万人）（2017年）	年末参加基本医疗保险人数（万人）（2016年）	年末参加城镇职工基本养老保险人数（万人）（2017年）	年末参加城镇职工基本养老保险人数（万人）（2016年）
北京	1 771.4	1 708.8	1 604.5	1 546.6
天津	1 088.5	1 066.8	655.0	639.0
河北	6 883.1	6 672.1	1 535.8	1 403.1
山西	3 215.3	1 121.2	798.7	760.2
内蒙古	2 161.5	1 019.8	694.3	655.0
辽宁	2 277.5	2 376.0	1 949.8	1 800.3
吉林	1 380.9	1 380.9	814.5	706.8
黑龙江	2 892.6	1 599.9	1 206.1	1 144.1
上海	1 839.8	1 806.7	1 548.2	1 527.1

（续表）

地　区	年末参加基本医疗保险人数（万人）(2017年）	年末参加基本医疗保险人数（万人）(2016年）	年末参加城镇职工基本养老保险人数（万人）(2017年）	年末参加城镇职工基本养老保险人数（万人）(2016年）
江苏	7 619.1	3 984.4	3 034.5	2 861.5
浙江	5 251.6	4 993.3	2 712.4	2 506.9
安徽	2 108.1	1 621.5	1 077.0	892.2
福建	3 768.6	1 297.9	1 022.1	979.8
江西	4 762.4	1 807.0	1 005.2	957.3
山东	9 295.7	9 188.8	2 660.9	2 576.4
河南	10 410.7	2 360.7	1 897.6	1 848.4
湖北	5 622.2	1 981.8	1 546.6	1 355.0
湖南	6 906.3	2 646.1	1 279.3	1 186.7
广东	10 365.1	10 150.2	5 287.1	5 392.4
广西	5 173.3	1 096.4	777.8	751.9
海南	419.5	387.2	240.9	224.9
重庆	3 248.5	3 259.3	989.2	952.2
四川	7 714.8	5 056.8	2 335.1	2 157.6
贵州	1 001.3	973.6	588.2	423.6
云南	4 463.8	1 163.6	591.5	581.8
西藏	69.9	65.4	42.9	21.1
陕西	1 251.0	1 248.0	953.3	790.8
甘肃	2 512.2	643.3	429.8	315.0
青海	549.0	196.7	138.3	132.3
宁夏	618.2	594.0	205.2	189.3
新疆	1 039.6	923.2	646.4	625.0

附表Ⅱ-3c-健康保障

地　区	城镇登记失业率(%)	城市最低生活保障标准年增长率(%)
北京	1.4	12.7
天津	3.5	10.6
河北	3.7	13.5
山西	3.4	6.8
内蒙古	3.6	6.3
辽宁	3.8	5.9
吉林	3.5	11.3
黑龙江	4.2	5.8
上海	3.9	11.4
江苏	3.0	5.0
浙江	2.7	5.2
安徽	2.9	9.2
福建	3.9	7.7
江西	3.3	6.4
山东	3.4	5.3
河南	2.8	13.6
湖北	2.6	9.1
湖南	4.0	19.9
广东	2.5	12.1
广西	2.2	13.2
海南	2.3	0.0
重庆	3.4	9.7
四川	4.0	14.3

（续表）

地　区	城镇登记失业率（%）	城市最低生活保障标准年增长率（%）
贵州	3.2	11.9
云南	3.2	11.7
西藏	2.7	17.3
陕西	3.3	4.1
甘肃	2.7	8.7
青海	3.1	8.2
宁夏	3.9	15.1
新疆	2.6	9.9

附表Ⅱ-4a-健康环境

地　区	建成区绿化覆盖率（%）	城市污水日处理能力（万立方米）	生活垃圾无害化处理率（%）
北京	52 859.2	20 568.7	1 082.3
天津	34 101.3	18 481.6	295.3
河北	26 152.2	11 050.5	511.0
山西	25 827.7	9 453.9	411.3
内蒙古	30 594.1	10 775.9	242.1
辽宁	31 125.7	12 056.9	665.3
吉林	24 900.9	11 326.2	261.2
黑龙江	24 202.6	11 095.2	312.8
上海	52 961.9	23 205.2	641.8
江苏	37 173.5	16 256.7	1 490.9

（续表）

地　区	建成区绿化覆盖率（%）	城市污水日处理能力（万立方米）	生活垃圾无害化处理率（%）
浙江	43 714.5	21 125.0	1 260.2
安徽	26 935.8	10 820.7	436.6
福建	33 275.3	13 792.7	546.3
江西	26 500.1	11 139.1	281.5
山东	31 545.3	12 930.4	1 203.8
河南	25 575.6	10 852.9	783.3
湖北	27 051.5	11 843.9	528.4
湖南	28 838.1	10 992.5	521.2
广东	34 757.2	13 360.4	2 930.1
广西	26 415.9	9 466.6	273.2
海南	26 356.4	10 857.6	164.8
重庆	27 238.8	10 504.7	439.5
四川	26 205.3	10 247.4	661.0
贵州	24 579.6	7 386.9	205.3
云南	26 373.2	8 242.1	243.3
西藏	25 456.6	8 243.7	11.4
陕西	26 420.2	8 688.9	347.7
甘肃	23 767.1	6 936.2	162.8
青海	24 542.3	7 933.4	40.1
宁夏	25 186.0	9 118.7	76.6
新疆	26 274.7	9 425.1	294.9

附表Ⅱ-4b-健康环境

地　区	农村无害化卫生厕所普及率（%）	废气中污染物总排放量（万吨）（污染物总排放量为：二氧化硫+氮氧化物+烟粉尘）
北京	98.1	18.50
天津	93.2	26.31
河北	51.8	246.21
山西	38.0	152.79
内蒙古	33.5	158.79
辽宁	45.2	155.22
吉林	27.9	61.71
黑龙江	15.8	110.55
上海	99.1	25.95
江苏	92.5	170.87
浙江	96.7	77.59
安徽	45.3	100.63
福建	93.5	58.12
江西	77.7	85.04
山东	78.5	244.73
河南	57.1	117.26
湖北	58.9	78.48
湖南	43.8	78.63
广东	93.0	136.73
广西	86.5	73.20
海南	85.3	9.53
重庆	66.2	54.06

（续表）

地　区	农村无害化卫生厕所普及率（%）	废气中污染物总排放量（万吨）（污染物总排放量为：二氧化硫+氮氧化物+烟粉尘）
四川	66.6	107.07
贵州	48.0	124.40
云南	45.6	87.74
西藏	—	4.02
陕西	29.2	85.58
甘肃	36.6	64.84
青海	19.7	29.42
宁夏	56.1	55.69
新疆	48.0	130.81

附表Ⅱ-5-健康水平

地　区	预期寿命（岁）	孕产妇死亡率（1/10万）	死亡率（‰）
北京	80.18	8.0	5.30
天津	78.89	6.0	5.05
河北	74.97	8.3	6.60
山西	74.92	13.5	5.45
内蒙古	74.44	13.1	5.74
辽宁	76.38	13.6	6.93
吉林	76.18	12.9	6.50
黑龙江	75.98	21.3	6.63
上海	80.26	1.1	5.30

（续表）

地 区	预期寿命（岁）	孕产妇死亡率（1/10万）	死亡率（‰）
江苏	76.63	10.4	7.03
浙江	77.73	4.5	5.56
安徽	75.08	15.3	5.90
福建	75.76	9.5	6.20
江西	74.33	8.2	6.08
山东	76.46	9.0	7.40
河南	74.57	10.4	6.97
湖北	74.87	9.6	7.01
湖南	74.70	12.7	7.08
广东	76.49	6.8	4.52
广西	75.11	14.0	6.22
海南	76.30	23.7	6.01
重庆	75.70	15.0	7.27
四川	74.75	13.4	7.03
贵州	71.10	23.5	6.88
云南	69.54	19.7	6.68
西藏	68.17	95.0	4.95
陕西	74.68	9.3	6.24
甘肃	72.23	14.5	6.52
青海	69.96	29.4	6.17
宁夏	73.38	23.3	4.75
新疆	72.35	30.9	4.48

附表Ⅱ-6-健康中国纵向指标

年份	新生儿死亡率（%）	婴儿死亡率（%）	甲乙类法定报告传染病发病率（1/10万）	甲乙类法定报告传染病死亡率（1/10万）
2008	10.2	14.9	268.01	0.94
2009	9.0	13.8	263.52	1.12
2010	8.3	13.1	238.69	1.07
2011	7.8	12.1	241.44	1.14
2012	6.9	10.3	238.76	1.24
2013	6.3	9.5	225.80	1.20
2014	5.9	8.9	226.98	1.19
2015	5.4	8.1	223.60	1.22
2016	4.9	7.5	215.68	1.31
2017	4.5	6.8	222.06	1.42

附录Ⅲ
健康中国指数部分相关指标解释

每万人口医疗卫生机构数（个 / 万人）：医疗卫生机构是依法成立的从事疾病诊断、治疗活动的卫生机构。医院、卫生院是我国医疗卫生机构的主要形式，此外，还有疗养院、门诊部、诊所、卫生所（室）以及急救站等，共同构成了我国的医疗卫生机构。

人均卫生费用（元 / 人）：指一个国家或地区在一定时期内，为开展卫生服务活动从全社会筹集的卫生资源的货币总额，按来源法核算。它反映一定经济条件下，政府、社会和居民个人对卫生保健的重视程度和费用负担水平，以及卫生筹资模式的主要特征和卫生筹资的公平性、合理性。

死亡率（‰）：指在一定时期内（通常为一年）一定地区的死亡人数与同期内平均人数（或期中人数）之比，用千分率表示。

甲乙类法定报告传染病病死率（%）：指某年某地区甲、乙类法定报告传染病死亡数与发病数之比。

城镇登记失业率（%）：城镇登记失业人员与城镇单位就业人员（扣除使用的农村劳动力、聘用的离退休人员、港澳台及外方人员）、城镇单位中的不在岗职工、城镇私营业主、个体户主、城镇私营企业和个体就业人员、城镇登记失业人员之和的比。

城市最低生活保障标准年增长率（%）：城市居民最低生活保障标准，又称为城市居民最低生活保障线，是国家为救济社会成员收入难以维持其基本生活需求的人口而制定的一种社会救济标准。最低生活保障标准是城市居民最低生活保障制度中最基本的内容，也是区别于传统社会救济制度的重要标志。城市最低生活保障标准年增长率即统计年份比上一年增减百分比。

建成区绿化覆盖率（%）：指在城市建成区的绿化覆盖面积占建成区的百分比，绿化覆盖面积是指城市中乔木、灌木、草坪等所有植被的垂直投影面积。

生活垃圾无害化处理率（%）：指报告期垃圾无害化处理量与垃圾产生量的比率。在统计时，如果生活垃圾产生量不易取得，可用清运量代替。

附录Ⅳ
参考文献

论著：

1　中国人口与发展研究中心 . 中国健康扶贫发展研究报告［M］. 北京：人民出版社，2019.

2　翟绍果 . 共建共享健康中国：国民健康保障均等受益研究［M］. 上海：三联书店，2019.

3　国家卫生健康委员会 . 中国流动人口发展报告 2018［M］. 北京：中国人口出版社，2019.

4　国家卫生和计划生育委员会 .《“健康中国 2030”规划纲要》辅导读本［M］. 北京：人民卫生出版社，2017.

5　郑文韬 . 迈向健康中国——卫生改革路线图构想［M］. 上海：同济大学出版社，2017.

6　中国共产党中央委员会，中华人民共和国国务院 .“健康中国 2030”规划纲要［M］. 北京：人民出版社，2016.

7　黄开斌 . 健康中国——国民健康研究［M］. 北京：红旗出版社，2016.

8　田艳芳 . 健康对中国经济不平等的影响［M］. 北京：中央编译出版社，

2015.

9 胡伟略 . 人口健康发展经济学研究［M］. 北京：中国社会科学出版社，2015.

10 凌莉 . 中国人口流动与健康［M］. 北京：中国社会科学出版社，2015.

11 王卫国，徐勇 . 现代健康城市科学管理探索与研究［M］. 北京：光明日报出版社，2014.

12 王培玉 . 健康管理学［M］. 北京：北京大学医学出版社有限公司，2012.

13 哈维 · 戴蒙德 . 健康生活新开始［M］. 海口：南海出版社，2010.

14 周向红 . 健康城市：国际经验与中国方略［M］. 北京：中国建筑工业出版社，2008.

15 江捍平 . 健康与城市：城市现代化的新思维［M］. 北京：中国社会科学出版社，2010.

16 袁廿一，张东献，刘学军 . 新时代“健康文化”的概念建构及路径启示——以海南省“健康文化”建设为例［J］. 江汉大学学报（社会科学版），2019（4）.

17 李勋来，张梦琦 . 健康中国背景下我国健康城市建设水平的比较研究——基于副省级城市中 7 个示范城市的分析［J］. 山东社会科学，2019（7）.

18 崔树义，杨素雯 . 健康中国视域下的“医养结合”问题研究［J］. 东岳论丛，2019（6）.

19 李慧 . 习近平关于卫生健康重要论述的研究［J］. 科学社会主义，2019（3）.

20 任洁，王德文 . 健康治理：顶层设计、政策工具与经验借鉴［J］. 天津行政学院学报，2019（3）.

21 李昶达，韩跃红 . 健康中国评价指标体系的构建［J］. 统计与决策，2019（9）.

22 汤大朋，马新飞，倪菲菲，黄滋淳．健康中国背景下中医药服务能力的内涵构成及提升路径对策［J］. 中国卫生事业管理，2019（3）.

23 刘继同．中国社会医疗保险制度 40 年的历史经验、结构困境与改革方向［J］. 人文杂志，2019（3）.

24 刘艳飞，胡晓辉．健康中国战略下的健康服务供给模式优化研究［J］. 福建论坛（人文社会科学版），2019（3）.

25 胡雯．健康中国背景下机构改革助力医养结合发展的方案构想［J］. 行政管理，2019（2）.

26 黄玉捷．“健康中国”指标背景下全国健康水平及地区差距［J］. 科学发展，2019 年第 2 期.

27 彭翔，张航．健康中国视角下健康风险治理探讨［J］. 宁夏社会科学，2019（1）.

28 鲍勇．中国健康产业发展机遇和挑战：基于健康中国的思考［J］. 中国农村卫生事业管理，2019（2）.

29 韩喜平，孙小杰．全面实施健康中国战略［J］. 前线，2018（12）.

30 单菁菁，苗婷婷．以人为核心，推动健康中国建设［J］. 团结，2018（6）.

31 杨立华，黄河．健康治理：健康社会与健康中国建设的新范式［J］. 公共行政评论，2018（6）.

32 迟春花．“健康中国 2030”与全科医生队伍建设［J］. 领导科学论坛，2018（24）.

33 万瑜，陈莉斯．取消以药养医，县级医院如何破局［J］. 人民周刊，2018（23）.

34 郭超．从“健康中国”到“健康亚太”：以健康助力“人类命运共同体”［J］. 人口与发展，2018（5）.

35 王振杰 . 大数据与健康中国战略实施［J］. 人口与发展，2018（5）.

36 马晓伟 . 以人民健康为中心 实施健康中国战略［J］. 求是，2018（20）.

37 张颖熙，夏杰长 . 新时代健康服务业发展的战略思考［J］. 劳动经济研究，2018（5）.

38 曹琦，崔兆涵 . 我国卫生政策范式演变和新趋势：基于政策文本的分析［J］. 中国行政管理，2018（9）.

39 陈晋阳 . 我国大气污染致居民健康经济损失研究进展［J］. 南京医科大学学报（社会科学版），2018（4）.

40 李海明，王有强 . 卫生资源投入与健康中国建设：基于价值的卫生系统视角［J］. 中国行政管理，2018（8）.

41 刁丽，何克春 . 建设健康中国面临的挑战与对策［J］. 现代医院，2018（8）.

42 黄河 . 健康中国战略视域下传统文化传播问题与对策［J］. 边疆经济与文化，2018（8）.

43 王琳 . 习近平“健康中国”战略思想研究——伦理与经济二维视角［J］. 天津师范大学学报（社会科学版），2018（4）.

44 朱光明，谭相东 . 关于加快实施健康中国战略的几点思考［J］. 东岳论丛，2018（7）.

45 蒲水涵 . 基层医院：健康中国的“守门人”［J］. 中国政协，2018（12）.

46 李达宁 . 健康中国战略背景下医疗健康产业的发展现状及变革趋势分析［J］. 经济研究导刊，2018（20）.

47 姚力 . 卫生工作方针的演进与健康中国战略［J］. 当代中国史研究，2018（3）.

48 李乐乐 . 健康中国战略下我国医疗服务综合治理研究［J］. 汕头大学学报（人文社会科学版），2018（3）.

49 于潇，包世荣 . 健康中国背景下医养结合养老模式研究［J］. 社会科学战线，2018（6）.

50 孙东东，丁佳丽，魏鲁霞 . 健康中国建设背景下我国中医院发展逻辑问题研究［J］. 中国卫生事业管理，2018（6）.

51 仇雨临，王昭茜 . 全民医保与健康中国：基础、纽带和导向［J］. 西北大学学报（哲学社会科学版），2018（3）.

52 刘昉，张红培，蔡仕魁，杨洪伟 . 中国共产党推动卫生与健康事业发展的伟大实践［J］. 中国医院管理，2018（6）.

53 张晓欢，张云飞 . 中医药供给侧结构性改革研究［J］. 中国市场，2018（23）.

54 朱慧劼，风笑天 ."健康中国"背景下的健康不平等［J］. 学习与实践，2018（4）.

55 包世荣，唐魁玉 . 国外医养结合养老模式及其对中国的启示［J］. 哈尔滨工业大学学报（社会科学版），2018（2）.

56 李斌 . 全面深入实施健康中国战略［J］. 求是，2018（6）.

57 宋新明 . 全生命周期健康：健康中国建设的战略思想［J］. 人口与发展，2018（1）.

58 单菁菁 . 建设健康中国：现状、问题与对策［J］. 中州学刊，2018（2）.

59 郑玮，董葱 . 健康中国视角下"互联网＋医疗"发展现状及思考［J］. 中国公共卫生管理，2017（6）.

60 汪雄，邓星华 .《全民健身计划（2016—2020 年）》的政策工具分析［J］. 南京体育学院学报（社会科学版），2017（6）.

61 华颖 . 健康中国建设：战略意义、当前形势与推进关键［J］. 国家行政学院学报，2017（6）.

62 朱敖荣 . 贯彻中共十九大精神　为健康中国事业做贡献［J］. 中国农村

卫生事业管理，2017（11）.

63 孟庆跃 . 创新建设健康中国的动力［J］. 中国卫生，2016（1）.

64 王勇，林晓红，周双超 . 健康中国建设中人口问题与对策建议［J］. 人口与计划生育，2016（1）.

65 肖月 . 推进健康中国建设的目标、路径及任务浅析［J］. 人口与计划生育，2016（2）.

66 张菀航 . 以五大发展理念引领“健康中国”建设［J］. 中国发展观察，2016（3）.

67 詹洪春，刘志学，李斌 .“四个全面”战略布局推进“健康中国”建设［J］. 中国医药导报，2016（8）.

68 谢和成 . 马克思卫生思想视域下构建健康中国的研究［J］. 中国农村卫生事业管理，2015（7）.

69 健康中国、医疗卫生改革与科学健康观研讨会［J］. 中国医学伦理学，2014（4）.

统计年鉴：

1 国家统计局 . 2018 中国统计年鉴［M］. 北京：中国统计出版社，2018.

2 国家统计局 . 2017 中国统计年鉴［M］. 北京：中国统计出版社，2017.

3 中国卫生和计划生育统计年鉴委员会 . 2018 中国卫生健康统计年鉴［M］. 北京：中国协和医科大学出版社，2018.

4 国家统计局社会科技和文化产业统计司 . 2017 中国社会统计年鉴［M］. 北京：中国统计出版社，2017.

图书在版编目（CIP）数据

健康中国研究报告. 2019 / 鲍宗豪主编；赵晓红等编. —上海：东方出版中心，2019.11
ISBN 978-7-5473-1567-5

Ⅰ. ①健… Ⅱ. ①鲍… ②赵… Ⅲ. ①健康-研究报告-中国-2019 Ⅳ. ①R161

中国版本图书馆CIP数据核字（2019）第241432号

健康中国研究报告（2019）

主　　编　鲍宗豪
策　　划　张爱民
责任编辑　陈嘉梦
封面设计　钟　颖

出版发行　东方出版中心
地　　址　上海市仙霞路345号
邮政编码　200336
电　　话　021-62417400
印 刷 者　上海盛通时代印刷有限公司

开　　本　710mm × 1000mm　1/16
印　　张　15.25
字　　数　195千字
版　　次　2019年11月第1版
印　　次　2019年11月第1次印刷
定　　价　99.00元

2023